LA SANTÉ RETROUVÉE

Dans la même collection

- *Le langage des bébés* (Marie-Claire Busnel)
- *Naturopathie, la santé pour toujours* (Daniel Kieffer)
- *L'Homme empoisonné* (Daniel Kieffer)
- *Guide personnel des bilans de santé* (Daniel Kieffer)
- *Dictionnaire pratique de la diététique* (Dr Éric Menat)
- *Guérir par l'alimentation* (Dr Penny Stanway)
- *Un homme + une femme = quoi ?* (Elsa Cayat)
- *Une psychanalyse pour quoi faire ?* (Dr J.J. Moscovitz et Ph. Grancher)
- *Surmultipliez votre puissance sexuelle* (Dr J.P. Guyonnaud)
- *Les secrets de la chithérapie* (Dr J.P. Guyonnaud)
- *La plante médicinale* (Dr C. Duraffourd, Dr J.C. Lapraz, Pr P. Chemli)
- *La gymnastique des neurones* (Dr Carla Hannaford)
- *Les liens qui libèrent* (Dr Gunthard Weber)
- *PNL et reconstruction familiale* (K. Stresius, J. Castella et K. Grochowiak)
- *Qi Gong, la voie du calme* (Dr Liu Dong)
- *Souffrances d'adolescents* (Dr Sauveur Boukris)
- *Permis de maigrir* (André Lemoine)
- *Maigrir Plaisir 1* (Dr Bruno Fourrier et Agnès Mignonac)
- *Maigrir Plaisir 2* (Dr Bruno Fourrier et Agnès Mignonac)
- *L'amaigrissement holistique* (Judith Micallef-Attali)
- *Nutrition consciente* (Marion Kaplan)
- *La minceur en plus* (Françoise et Jacques Ascensio)
- *Les 10 Commandements du plaisir* (Dr Susan Block)
- *L'Alchimie du Reiki* (Paul Wagner)
- *Le Yoga sans postures* (Philippe de Méric)
- *La médecine anti-aging* (Dr Alain Butnaru et Dr Daniel Sister)

Envoi du catalogue
complet sur demande

ISSN 1285-302-X
ISBN 2-7339-0630-5

98, rue de Vaugirard, 75006 Paris
Tél. : 01 42 22 64 80 – Fax : 01 45 48 25 03
www.grancher.com
grancher@worldonline.fr

Marc Josifoff

La santé retrouvée

GRANCHER
98, RUE DE VAUGIRARD
75006 - PARIS

Pour tous renseignements complémentaires,
vous pouvez contacter la société Xantis au
0820 902 424

PRÉFACE

Le siècle a atteint sa fin ; commence à poindre un nouveau millénaire de l'histoire de l'humanité. La science est reine. Considérant que, tout compte fait, Einstein s'est peut-être trompé, que « Dieu semble jouer aux dés avec l'univers », elle tente de revoir, de perfectionner la Création. Clonant les mammifères (attention, nous en faisons partie !) afin qu'ils échappent aux lois de l'évolution génétique, nos savants créent de nouvelles espèces, non plus par croisement naturel, mais par « déviation » transgénique... des céréales pour commencer.

Les progrès extraordinaires de la génétique font espérer la disparition prochaine de nombre de maladies métaboliques familiales, héréditaires et auto-immunes entre autres. Des femmes ménopausées peuvent prétendre à la maternité et le mythe de l'éternelle jeunesse alimente les fantasmes de la nouvelle médecine esthétique. La mort recule, la longévité humaine gagne un trimestre par an et nos savants estiment que les nouveau-nés d'aujourd'hui seront majoritairement centenaires.

Parallèlement, la recrudescence de germes résistant aux antibiotiques, en réponse à un usage immodéré de ces derniers, inquiète les biologistes. On s'alarme quotidiennement de la pollution grandissante, de l'accumulation des déchets toxiques, cancérigènes et autres, des rayonnements divers et de l'appauvrissement de la couche d'ozone. Chaque sujet apparaissant ou disparaissant de l'actualité au bon vouloir des autorités médiatiques, gestionnaires de notre information.

Et l'homme... que devient-il dans ce tourbillon qui l'éloigne tant de la nature? Notre pratique en clientèle nous permet de constater combien il vit mal son quotidien... Pris par la main, assumé par la science, entre des caisses d'assurance maladie en crise et une médecine inflationniste, l'« Homo sapiens » a les plus grandes peines du monde à se retrouver dans un parcours tendu entre bonheur et plaisir. Lui ayant fait confondre ces deux pôles opposés, on l'éloigne du premier en privilégiant le second. Il s'aperçoit cependant que parler de bonheur revient à évoquer la vie simple et le bon sens des générations antérieures, plus proches de la nature.

Comme dans de nombreux autres secteurs, une discipline de pointe vient d'ailleurs étayer bien des théories anciennes, homéopathiques, phytothérapiques, naturopathiques, hygiénistes, accordant un rôle clé au facteur digestif dans l'équilibre de la plupart des systèmes de notre organisme. Dans ses découvertes récentes, l'immunologie, qui étudie notre défense contre les agents infectieux, les maladies auto-immunes ainsi que la genèse et la croissance des tumeurs, désigne l'intestin comme étant le « cerveau de l'immunité ».

L'intestin, c'est la pierre d'achoppement de cet excellent ouvrage que Marc Josifoff consacre à « la santé retrouvée ». Voyageant dans le temps (depuis la haute Antiquité jusqu'à nos jours) et l'espace (de l'Orient à l'Occident), à travers les médecines, coutumes et traditions, l'auteur se présente en digne héritier, biologique et spirituel, de son père, Joseph Josifoff, pionnier d'une véritable « bio-écologie intestinale ».

Partant de ce qui pourrait passer à tort pour une simple technique de lavement, il replace l'homme dans sa globalité trinitaire, au carrefour de psyché, soma et spiritualité. Décrivant la découverte et la pratique de son illustre père, qu'il a reprise et perfectionnée, il invite le lecteur à prendre conscience de sa responsabilité dans le rétablissement et la conservation de sa santé, tout en lui donnant les moyens simples et efficaces de les assumer.

Si la médecine combat la maladie en corrigeant les processus de la pathologie, la démarche hygiéniste et naturopathique vise à préserver, accompagner et magnifier les processus physiologiques, naturels.

Cet ouvrage, clair et pratique, véritable manuel de ce qu'il conviendrait d'appeler la « philobiosophie », devrait être distribué ou remboursé par des organismes dont je souhaite ardemment la création : les « caisses d'assurance santé ».

Docteur Christian CHAMPION,
Médecines naturelles,
Hypnothérapie.

*REMERCIEMENTS*

Merci à tous ceux qui sur le chemin m'ont aidé à reprendre ma place.

Merci à Christine, mon épouse, pour sa présence et son réconfort, mais aussi pour sa précieuse participation dans l'écriture de ce livre. Merci à Daniel Kieffer pour son enseignement, sa ferveur et sa mémoire, ainsi qu'aux professeurs de son école de naturopathie, notamment à Luc Princep ainsi qu'aux élèves qui ont su montrer leur intérêt pour la méthode de mon père. Un grand merci à Françoise et Gérard Sueur pour leur accompagnement et leur soutien. Merci à Alex Szantyr et à Alain Serrière pour leurs conseils éclairés en des moments opportuns. Merci enfin à Hélène Baron pour sa collaboration dans la rédaction de ce livre et pour son amour du travail bien fait.

À mon père,
et à tous ceux qui se souviennent de lui.

Au lecteur,
et à tous ceux qui cherchent.

INTRODUCTION

La maladie témoigne d'un déséquilibre physique ou psychologique flagrant, mais suffit-il de ne pas être malade pour se dire en bonne santé ?

Pour notre part, la santé est plutôt un idéal de vie que nous nous devons de rechercher chaque jour un peu plus. Plutôt qu'absence de symptômes désagréables, la santé est davantage un état d'épanouissement global dans les différents domaines de notre existence (professionnel, social, familial...). Ce bien-être tant physique qu'émotionnel, affectif, intellectuel et spirituel dépend donc de l'état d'harmonie dans lequel nous sommes à l'égard des lois de la nature, mais également des lois de la société. Perpétuelle recherche d'un équilibre sur le fil changeant de la vie, cette quête de la santé ne peut donc s'atteindre une fois pour toute. Elle est personnelle et aucune substance chimique ou naturelle, aucune thérapie, aucun docteur ni aucun maître spirituel ne peut la donner. Certes les aides pour y parvenir sont nombreuses, et la vie la première, par l'omniprésence du « hasard », nous témoigne sans cesse de notre mise en cohérence ou de notre incohérence avec elle.

Cette vision de la santé est donc bien loin de la simple notion de confort physique qui réclame uniquement l'absence de symptômes dérangeants ! Cette recherche de la santé donne un sens nouveau à la pathologie et à la vie elle-même. Acceptée et intégrée, elle ouvre le quotidien à un champ d'expérience illimité, à un vaste terrain de « je » où chacun trouve un sens à son existence, à l'incarnation, à la matière, à l'ego et aux difficultés apparentes du monde.

Dans la tradition orientale du zen, la recherche de cet équilibre passe inévitablement par le « hara » (le ventre). L'homme qui habite son ventre est considéré dans cette tradition comme un homme bien enraciné, sage et mature car il accepte de descendre dans son corps, de « s'incarner ». De cette acceptation de la loi de dualité qui régit la matière, l'homme sage tire sa force et sa stabilité.

Ainsi le centre de gravité physique de l'homme est également son centre spirituel, mais il en est aussi son centre vital, lieu où le corps capte depuis toujours les énergies de la terre. C'est en effet là, dans ce creuset, que toute vie prend sa source. De sa conception jusqu'à sa mort, le corps se construit et s'entretient grâce à l'énergie vitale qu'il puise, d'abord dans le ventre maternel par le cordon ombilical, puis dans les aliments grâce à ses intestins, véritables racines physiologiques qui assimilent les principes vitaux essentiels au maintien de la vie.

Les intestins sont ainsi le chaudron magique où s'opère la transformation des aliments, l'assimilation des nutriments, le tri et l'évacuation des déchets. Ce lieu obscur, qu'il ne connaît pas et ne contrôle pas, explique sans doute l'appréhension de l'homme occidental pour son ventre. À la fois siège de son origine maternelle inconsciente, centre et racines de l'être, le ventre et les intestins méritent peut-être qu'on s'y penche davantage si l'on souhaite mieux se connaître et retrouver la santé...

VOYAGE DANS LE TEMPS

Attendre que la maladie se soit formée pour y remédier,
que le désordre se soit formulé pour s'en occuper,
c'est attendre d'avoir soif pour creuser le puits,
attendre le combat pour forger ses armes.
N'est-ce pas bien tard?

« Assaisonner les esprits », 2e chapitre du premier livre du *Livre de l'interne*, Chine, 5e-3e siècle avant J.-C.

Déjà dans la plus haute Antiquité les hommes savaient se maintenir en bonne santé grâce à des procédés simples basés sur l'observation intelligente. Et cela, malgré des conceptions médicales fortement imprégnées de superstitions, de magie et de religion les amenant à considérer que les maladies étaient dues à l'intervention de puissances extérieures.

Préserver sa santé est une démarche découlant d'une prise de conscience, celle de la responsabilité individuelle de son propre corps. Si les médecins de ces anciens temps étaient attentifs à l'alimentation et au bon fonctionnement des organes, notamment de l'intestin, c'est sans doute parce qu'ils avaient cette conscience et donc plus ou moins confusément compris que les dieux, les démons, les esprits malfaisants n'étaient pas les seules causes de maladies.

De nos jours, on pourrait, de même, dire que les virus ou les microbes ne sont pas les seuls responsables de nos maux, et que la « propreté » de l'organisme, du terrain est fondamentale.

L'histoire nous montre avec une constance étonnante que les hommes ont toujours su identifier le contenu intestinal comme une des sources principales de maladie. La pratique du lavement, du clystère, traverse ainsi les siècles et les aléas de la médecine, parce que ses effets physiques bienfaisants sont indéniables mais peut-être aussi parce qu'il s'ensuit souvent des transformations profondes, notamment sur le plan émotionnel.

UNE PRATIQUE VIEILLE D'AU MOINS 5 000 ANS

Un des plus anciens documents médicaux parvenus jusqu'à nous provient de la civilisation sumérienne et date de 2750 avant J.-C. C'est une tablette d'argile gravée en caractères cunéiformes et découverte parmi des milliers d'autres sur le site de Nippur, dans l'actuel Iraq. De nombreuses autres tablettes médicales, un peu plus récentes, ont été mises au jour dans d'autres sites mésopotamiens. Toutes mentionnent déjà les lavements thérapeutiques. Ils étaient pratiqués alors avec des tiges en roseau ou en cuivre désinfectées avec des plantes. Pour ne pas blesser l'anus, de l'huile de palmier ou de cèdre était utilisée.

Comme la plupart des médicaments étaient composés

avec les graines, l'écorce ou la gomme des plantes[1], on peut supposer que ces ingrédients étaient aussi utilisés pour les lavements. Mais on ne sait pas pour quels maux ils étaient employés.

«MATIÈRE DE DOULEUR»

Les documents les plus intéressants sont des papyrus égyptiens datant de 1900 à 1200 avant J.-C. Véritables manuels thérapeutiques, ils permettent de comprendre comment les médecins de cette époque établissaient leurs diagnostics.

Ce qu'ils appelaient le *whdw*, traduit par «matière de douleur», pouvait naître de la décomposition des résidus intestinaux puis se répandre dans le corps. Aussi administraient-ils volontiers purges et lavements même pour des affections non intestinales. Car ils pensaient que les matières fécales non évacuées deviennent pathogènes et se déplacent alors dans le corps où elles donnent naissance à des agents morbides. L'ibis du Nil qui nettoie son rectum en y introduisant de l'eau avec son long bec a été pour les Égyptiens l'exemple donné par la Nature.

L'un de ces papyrus médicaux, dit de Chester Beatty (1300 avant J.-C.), entièrement consacré aux maladies de l'anus et du rectum, préconise pour leur traitement des médications soit orales soit rectales et particulièrement des lavements avec de l'eau, du lait ou de la bière.

Un autre document, très volumineux, le papyrus Ebers (1550 avant J.-C.), qui réserve aussi une grande

1. Casse, myrte, assa-fœtida, thym, laurier, figuier, dattier, etc.

part aux problèmes intestinaux, recommande notamment les lavements pour « ouvrir » ou « libérer le ventre ».

Plus tard, l'historien grec Hérodote (5e siècle avant J.-C.) témoignera qu'en Égypte, pays riche où l'alimentation pouvait, à l'instar de la nôtre, être trop abondante, on était très attentif à l'hygiène intestinale. Il rapportera qu'une inscription gravée sur la pyramide de Gizeh disait que les ouvriers qui la construisaient recevaient chaque matin une gousse d'ail pour ses nombreuses propriétés tonifiantes et antiseptiques particulièrement pour l'intestin. Il racontera aussi que les Égyptiens avaient l'habitude de se purger et de pratiquer des lavements au moins 3 jours consécutifs par mois. D'ailleurs le ricin, les laxatifs et les clystères reviennent constamment dans les recettes médicales égyptiennes.

AIDER LA NATURE À RÉTABLIR L'ÉQUILIBRE

C'est sur la base des connaissances empiriques accumulées pendant des millénaires qu'au 5e siècle avant J.-C., en Grèce, la pensée hippocratique rationalise la médecine. L'observation et la classification des signes de maladies deviennent les outils principaux dans la recherche des causes qui ne sont désormais plus les dieux, mais bien plutôt les conditions de vie. Du coup, l'homme acquiert une nouvelle responsabilité vis-à-vis de lui-même, de son équilibre.

Hippocrate voit la maladie comme un combat pour

restaurer cet équilibre : « La maladie n'est pas une souffrance passive du corps, mais un combat, un effort vers la guérison. Bien des symptômes [sont] l'expression de la lutte pour le rétablissement de la santé[1]. » Et cette lutte est menée notamment contre les « puissances des aliments ».

La mauvaise hygiène de vie (alimentation trop riche, par exemple) est réputée laisser dans le corps des résidus nuisibles. Il faut donc les évacuer. Encore une fois, le lavement (avec du lait ou de l'eau de mer par exemple), parmi d'autres techniques de purgation, est une pratique courante, soit thérapeutique soit préventive.

Dans l'esprit de la médecine hippocratique, ces techniques de purgation soutiennent le travail par lequel la *physis*, la « nature » du corps, rétablit l'équilibre. Pour obtenir la guérison, cette « nature » expulse les « humeurs perverties » et montre ainsi la voie à suivre.

Parallèlement, Platon, à la même époque, en vient à considérer que la maladie est le résultat d'une relation défectueuse de l'âme et du corps. Cette approche – que notre médecine moderne commence à peine à explorer – pose la question des liens entre la santé et la vie émotionnelle, liens dont nous parlerons plus loin.

Quelques siècles plus tard, en 125 avant notre ère, le médecin grec Asclépiade fonde l'école méthodique. Elle insiste particulièrement sur les régimes alimentaires et hygiéniques, et crée la médication des breuvages purgatifs.

1. Danielle Gourevitch, Introduction de *Hippocrate. De l'art médical*, traduction d'Émile Littré, Le Livre de poche, coll. « Bibliothèque classique », 1994.

LES ESSÉNIENS

L'hygiène intestinale est parfois associée à des pratiques religieuses de purification. La communauté des esséniens en est l'exemple le plus célèbre. Mentionnés au 1er siècle de notre ère par le philosophe grec Philon d'Alexandrie, ceux-ci sont surtout connus depuis la découverte des manuscrits de la mer Morte en 1947.

Les membres de cette secte ascétique juive, qui vivait sur les bords de la mer Morte entre le 2e siècle avant J.-C. et le milieu du 1er siècle après, observaient une alimentation frugale exclusivement végétarienne et des rites de pureté extrêmement scrupuleux, jusqu'à l'obsession. Par exemple, l'adepte devait prendre de nombreuses précautions d'hygiène lorsqu'il allait à la selle : « ... ils ont coutume de se laver après [être allés à la selle] comme s'ils s'étaient souillés[1] ».

Dans cet esprit, les esséniens portaient une grande attention aux soins de l'âme et du corps, et recherchaient tous les moyens de prévenir et de guérir les maladies. Le nettoyage intestinal était une pratique qui permettait de préserver le corps comme temple de l'âme.

L'esprit des premiers chrétiens s'est enraciné dans leurs enseignements. Dans deux manuscrits, découverts au début du 20e siècle[2] et datant des premiers temps du

1. Flavius Josèphe, *Guerre des Juifs*, II, VIII, § 149.

2. Ces deux manuscrits furent découverts par hasard par le Dr Bordeaux-Székély qui les publia en 1928 sous le titre *L'évangile essénien de la paix par le disciple Jean*. Dans ces deux textes, l'un écrit en slavon, l'autre en araméen, Jésus parle aussi de l'importance du jeûne et de l'alimentation. Voir *L'évangile de la paix*, Dr Bordeaux-Székély, éditions Vivez Soleil, Genève, 1981.

christianisme, sont rapportées les paroles de Jésus au sujet de la pratique du lavement :

« Après l'ange de l'air, recherchez l'ange de l'eau. Enlevez vos souliers et vos habits et laissez-le embrasser votre corps. (...) Je vous le dis, en vérité, l'ange de l'eau chassera de votre organisme toutes les impuretés qui le souillent tant au dehors qu'au dedans.

(...) Ne vous imaginez pas qu'il soit suffisant que l'ange de l'eau vous embrasse extérieurement seulement. Je vous le dis, en vérité, l'impureté intérieure est encore plus grande que l'impureté extérieure. (...) souffrez que l'ange de l'eau vous baptise également à l'intérieur, afin que vous soyez libérés de tous vos péchés passés ; vous deviendrez alors intérieurement aussi purs que l'écume de la rivière irisée par les rayons du soleil.

Pour ce faire, procurez-vous une grosse calebasse ayant une tige rampante de la longueur d'un homme ; (...) remplissez-la avec de l'eau de la rivière chauffée par le soleil. Suspendez-la à la branche d'un arbre, agenouillez-vous sur le sol devant l'ange de l'eau et souffrez que l'extrémité de la tige de la calebasse pénètre dans votre postérieur afin que l'eau puisse s'écouler dans votre intestin. Restez à genoux (...) et priez (...) ; demandez à l'ange de l'eau de libérer votre corps de tous ses déchets et de toutes ses maladies. Laissez alors l'eau s'écouler hors de votre corps en sorte qu'avec elle soit éliminé de votre intérieur (...) tout ce qui est impur ou malodorant. Avec vos yeux vous verrez et avec votre nez vous sentirez toutes les abo-

minations et les impuretés qui salissaient le temple de votre corps (...).
Chaque jour de votre jeûne, renouvelez ce baptême d'eau et persistez jusqu'au jour où l'eau qui s'écoulera de votre corps sera aussi pure que l'écume de la rivière. (...)
Ce saint baptême par l'ange de l'eau signifie renaissance à une vie nouvelle. Car, dès lors, vos yeux verront et vos oreilles entendront. (...) »

« LA FORCE EXPULSIVE »

Quelque deux siècles plus tard, un autre Grec, Claude Galien, qui vécut à Rome de 163 à 201, accorde lui aussi une grande importance à l'élimination des déchets du corps. Sa célèbre théorie des « humeurs », élaborée d'après les conceptions d'Hippocrate, fait intervenir différentes « vertus » dont la « force expulsive » permettant d'évacuer les déchets, le superflu dont il faut se débarrasser. Il considère qu'en cas de maladie, on peut soigner selon quatre considérations :

– ce qu'on ingère ;
– les évacuations (sueurs, excréments, crachats, urine) ;
– ce qui vient du dehors (eau, air, mer, huile, etc.) ;
– la gymnastique.

C'est donc dans ce cadre, assez proche des notions actuelles de la naturopathie, que les laxatifs et les lavements sont largement recommandés afin de préserver voire restaurer la santé.

La théorie de Galien, qui restera influente jusqu'au 18e siècle, amène même à considérer que la vieillesse est due à l'accumulation de quantités d'excréments : l'âge est ainsi tenu pour une sorte de maladie.

PRÉVENIR AVANT DE GUÉRIR

La médecine ancienne chinoise, dont les racines s'enfoncent dans le plus lointain passé, savait elle aussi que la santé dépend étroitement de la propreté intestinale.

C'est entre le 5e et le 3e siècle avant J.-C. que se compose peu à peu sa « bible » : le *Huangdi neijing* ou *Livre de l'interne de l'empereur Jaune*. On y trouve notamment des conseils diététiques et des recommandations de lavement.

À la fin du 2e siècle après J.-C., Zhang Zhongjing, surnommé « le sage de la médecine », auteur de nombreux ouvrages médicaux, soigne essentiellement par phytothérapie, acupuncture, moxibustion mais aussi diététique et lavements.

En fait, cette pratique courante des lavements correspond au souci de prévention de la médecine chinoise traditionnelle : tout bon médecin s'attache surtout à prévenir avant de guérir.

LA MÉDECINE INDIENNE

Jusqu'à l'avènement du bouddhisme, au 5e siècle avant J.-C., la médecine indienne est intimement liée à la religion védique. Même si cette thérapeutique consiste essentiellement à réciter des formules, les vertus des plantes ne sont pas pour autant ignorées. Comme chez tous les peuples en relation intime avec la nature, les propriétés purgatives de certaines plantes sont découvertes par l'observation du comportement des animaux.

Vers la fin de la période védique, cette médecine se constitue peu à peu en un système cohérent : l'*Ayurveda*, qui signifie le « savoir *(veda)* sur la longévité (*ayur* ou *ayul*) ». Elle est remarquable car « de toutes les anciennes médecines, c'est sans doute la médecine ayur-védique qui, dès ses origines, a accordé la plus grande importance à l'hygiène, à la diététique, aux exercices physiques et aux massages, à la fois comme moyens préventifs et comme méthodes curatives[1]. » La finesse de ses observations l'amène à deviner le phénomène d'auto-intoxication intestinale.

Les exercices de yoga mettent en pratique les théories de l'*Âyurveda*. Parmi les textes sanskrits du *hatha-yoga*, on trouve des techniques de purification du corps dont celle d'un lavement assez particulier : le *basti*. Il se pratique en aspirant de l'eau par le rectum probablement par l'action des masses grêles et des muscles de la paroi abdominale, agissant sur le rectum comme sur une poire en caoutchouc.

Cette médecine ayur-védique comporte, selon les causes supposées des troubles, différentes approches thérapeutiques. Cependant la purification de l'organisme par le nettoyage intestinal se retrouve dans chacune d'elles. Elle est même au cœur des techniques de la *panca-*

1. Guy Mazars, *La médecine indienne*, PUF, Que sais-je ?, 1995.

karma-thérapie qui prescrit aussi la vomification, la purgation, les nettoyages par le nez et les saignées.

Comme purgatif on utilise le plus souvent l'huile de ricin associée à différentes plantes. Quant au lavement rectal ou vaginal, il est effectué avec diverses préparations médicamenteuses.

Les lavements rectaux sont indiqués en cas de fièvre, diarrhée, constipation, colique et flatulence.

En préliminaire à ces lavements, des corps gras (huiles végétales, graisses animales) sont administrés par voie interne et externe pendant plusieurs jours.

Dans la tradition ayur-védique, il existe aussi une autre technique yogique de nettoyage intestinal encore pratiquée de nos jours : le *Shank prakshalana* (grand nettoyage) et le *Lagoo Shank prakshalana* (petit nettoyage). Elle consiste à alterner l'ingestion orale d'eau salée (3 litres au total à raison de 6 g par litre) avec quatre exercices spécifiques permettant de faire progresser rapidement l'eau dans le tube digestif, et cela jusqu'à ce que celle-ci ressorte claire par l'anus. L'intérêt du sel est double :

– il empêche l'absorption de l'eau par la paroi de l'intestin ce qui permet de ramollir et de décoller les déchets incrustés ;

– il est bactéricide et désinfectant.

Par ailleurs, l'*Âyurveda* utilise plus de mille espèces végétales pour fabriquer des médicaments qui sont absorbés par voies orale, nasale ou rectale (lavements, suppositoires).

En Inde, le lavement est une technique tellement reconnue qu'elle est aussi largement utilisée en médecine vétérinaire.

UNE TRADITION QUI SE PERPÉTUE

Dans les dix premiers siècles de notre ère, c'est à Byzance et dans le monde arabe que sont rassemblées les connaissances médicales grecques, perses, chinoises et indiennes. Cette synthèse permet aux médecins d'éliminer les explications surnaturelles des maladies.

Parmi eux, Avicenne (né vers 980) est l'un des plus illustres. Surnommé « le Galien de l'Islam », il est surtout préoccupé de médecine préventive et insiste beaucoup sur l'hygiène : diététique, durée du sommeil, purges, exercices physiques et massages. Il rédige de nombreux ouvrages parmi lesquels le célèbre *Canon de la médecine* dont l'influence sera immense pendant près de six siècles et où on peut trouver une description de la seringue à clystère dotée de deux canules l'une pour injecter la solution, l'autre pour évacuer les gaz.

À l'instar de Platon, Avicenne pense lui aussi que « la santé de l'homme repose sur l'équilibre entre le corps et l'esprit ».

Grâce aux médecins arabes, les connaissances médicales gagnent peu à peu l'Occident. Mais tout le Moyen Âge est marqué par le poids de la religion qui voit dans la maladie une punition de Dieu et dans la dissection un sacrilège. Si les pratiques de soins restent donc empiriques, elles se basent néanmoins sur des connaissances accumulées au fil des siècles, celles des propriétés des plantes. Elles sont regroupées dans ce qu'on appelle les antidotaires c'est-à-dire les recueils de prescriptions médicamenteuses. Le plus célèbre est l'*Antidorarius magnus*[1]. On y trouve plus de mille formules dont plusieurs solutions pour lavements.

C'est à la Renaissance que certaines grandes figures comme Paracelse (1493-1541) ou Ambroise Paré (1509-1590) apportent un nouveau souffle.

Paracelse, qui rejette la théorie des humeurs d'Hippocrate et de Galien, pense que chaque maladie a son médicament et que celui-ci doit rééquilibrer ce qu'il appelle la « quinte essence », c'est-à-dire la force vitale de chaque chose. Les purges et les lavements s'inscrivent tout naturellement dans cette approche. Ainsi il s'intéresse aux vertus purgatives de certains éléments tels que l'antimoine[2] qu'il utilise, avec un certain succès, pour soigner ce qu'il appelle les maladies « tartriques » tels les rhumatismes. Il attribue aussi à ce métal une action dépurative et fortifiante sur le foie.

C'est au célèbre chirurgien Ambroise Paré qu'on doit la première description très précise d'une irrigation du côlon qu'il différencie du simple lavement et qu'il recommande particulièrement avant une opération, un accouchement et après la grossesse. Il prend les cigognes en modèle : « La cigogne remplit d'eau son bec qui lui sert de seringue. Elle injecte ainsi de l'eau de mer dans le derrière de ses petits quand ils sont incommodés. »

À partir du 16e siècle, les découvertes anatomiques permettent de découvrir les mécanismes de circulation et de mieux comprendre le phénomène de la digestion.

1. Plusieurs exemplaires se trouvent à la Bibliothèque nationale.

2. Métal dont la formation date du Tertiaire. Il était parfois utilisé par les médecins égyptiens, grecs et les Arabes. Les alchimistes du Moyen Âge l'appelaient la « pilule d'éternité ».

Les maladies sont alors reliées à des obstructions des « tuyaux » qu'il convient donc de nettoyer. Cette vision conforte la tradition des purges, des lavements et des saignées largement pratiqués depuis Galien, à tel point que « purger » est même devenu synonyme de « soigner » dans le langage populaire.

UNE TRADITION UNIVERSELLE

Les grandes traditions religieuses ont souvent préconisé le nettoyage intestinal pour accompagner la purification spirituelle. Nous l'avons vu précédemment pour les Esséniens et les premiers chrétiens. Le Talmud et le Coran le recommandent aussi comme méthode d'hygiène pour accéder à la pureté intérieure. Dans le bouddhisme, cette préoccupation est également présente. On attribue à Bouddha cette étonnante définition du sage : « celui dont l'intestin fonctionne bien ».

Dans de nombreuses régions, il est aussi fait mention du nettoyage intestinal comme technique de soin ou de prévention :

- Les Indiens hurons sur les bords du Saint-Laurent dans l'actuel Canada se purgeaient régulièrement avec de l'eau à laquelle ils ajoutaient des poudres de fruits.
- Bien qu'aucun texte ancien ne puisse venir en attester, les médecines d'Afrique noire ont elles aussi su reconnaître dans la pratique du lavement un moyen efficace de soin ou de protection de la santé. On en veut pour preuve une technique encore utilisée et consistant à injecter par la bouche

de l'eau tiède dans l'anus des bébés souffrant de constipation.

UNE TRADITION ÉTAYÉE PAR LA RECHERCHE

Mais c'est seulement au 20e siècle que le nettoyage intestinal a acquis ses lettres de noblesse grâce aux recherches de plusieurs médecins et naturopathes dont Catherine Kousmine est sans doute la plus célèbre.

À la fin du 19e siècle, l'irrigation colonique est utilisée de façon officielle par la médecine allemande. Vers 1910, un médecin français, le Dr Lagroua [1], spécialiste des maladies intestinales, perfectionne les appareils qu'il a observés en Allemagne et ouvre vers 1939 un service d'hydrothérapie du côlon à l'hôpital Beaujon à Clichy dans la banlieue parisienne. Malheureusement la guerre vient interrompre cette expérience qui ne sera pas reprise ensuite.

À peu près à la même époque, on peut lire sous la plume d'Elie Metchnikoff, Prix Nobel de médecine en 1908 : « Nous hâtons notre fin en nous empoisonnant sans le savoir, et le foyer principal en est le gros intestin ».

Un autre éminent médecin, Victor Pauchet, professeur de médecine opératoire, écrit en 1910 : « La vieillesse, la plupart des maladies et des malaises : neurasthénie, migraine, entérite, diabète, maladies de la peau, du rein, du foie, le rhumatisme sont la consé-

1. Auteur d'un ouvrage intitulé *Médecine de l'homme*, dans lequel il parle de l'irrigation colonique (éditions Maloine).

quence des fermentations intestinales. Pour les éviter, nous avons à notre disposition deux moyens : supprimer le gros intestin ou bien le nettoyer de ses foyers de putréfaction[1]. »

La médecine du début du siècle est donc encore particulièrement attentive à la propreté du côlon. C'est dans ce contexte que, dans les années 1930, à Paris, un institut d'hydrothérapie et d'hygiénisme commence à proposer à ses clients des séances de nettoyage intestinal à base de plantes. Très vite, cette méthode fait des merveilles et attire de nombreuses personnes désireuses soit de revenir à un poids normal, soit de se débarrasser de troubles tels que migraine, acné, fatigue persistante, nausées, lourdeurs dans les jambes, etc. À l'origine de cette méthode, un couple original : Louise et Joseph Xanty. C'est leur histoire et celle de la cure dont ils sont les inventeurs qui sont racontées dans le chapitre suivant.

Parallèlement, aux États-Unis, essentiellement grâce aux docteurs H. Kellog, B. Jensen, J. Waddington puis V. E. Irons, une autre technique, l'irrigation colonique, va se développer. Ce dernier, naturopathe, spécialiste des problèmes intestinaux, a mené pendant près de 45 ans un combat acharné pour faire comprendre l'importance de l'hygiène intestinale. Les nombreuses séances d'hydrothérapie du côlon qu'il a menées avec ses patients lui ont montré que « les dépôts de matières fécales peuvent atteindre 5 à 7 cm d'épaisseur et avoir la consistance d'un pneu ! ».

En Europe, depuis une vingtaine d'années, trois pra-

1. Dans son ouvrage *L'art de rester jeune ou le traitement des maladies intestinales*, publié en 1910.

ticiens de santé ont largement contribué à promouvoir le nettoyage intestinal que ce soit par les lavements simples ou l'irrigation colonique. Il s'agit de Christopher Vasey, naturopathe suisse[1]; du docteur Christian Tal Schaller[2] et surtout de la doctoresse suisse Catherine Kousmine[3] qui préconisait en préalable au traitement de toute maladie grave 21 jours consécutifs de lavement ainsi que des nettoyages intestinaux réguliers à titre préventif.

Ce rapide survol de cette longue tradition du nettoyage intestinal témoigne de la persistance d'une connaissance intuitive: celle des phénomènes vitaux d'autoguérison. Pour retrouver son équilibre, le corps, comme l'avait compris Hippocrate, combat la maladie. Il faut donc *d'abord l'aider*. Que ce soit pour se soigner ou bien simplement pour préserver sa santé, la pratique du nettoyage intestinal est ainsi une priorité car l'intestin est la principale source d'auto-intoxication de l'organisme.

Cette pratique, au cœur de l'approche thérapeutique holistique des naturopathes d'aujourd'hui, est considérée par la plupart des médecins comme un «remède de bonne fame[4]». Et pourtant ses résultats, souvent

1. Auteur d'un ouvrage intitulé *Manuel de détoxication. Santé et vitalité par l'élimination des toxines*, éditions Jouvence, 1990.

2. Auteur de *Hygiène intestinale. Retrouvez la santé avec un côlon dépollué*, éditions Vivez Soleil, 1998.

3. Auteur de plusieurs ouvrages dont *Sauvez votre corps*, éditions Robert Laffont, 1987. Nous renvoyons à *La méthode Kousmine*, édité par l'Association médicale Kousmine aux éditions Jouvence en 1989, et particulièrement au chapitre «L'hygiène intestinale et les lavements rectaux».

4. Fame = fameux, «de bonne réputation»!

spectaculaires, devraient constituer pour toute démarche scientifique une bonne raison d'en chercher les mécanismes sous-jacents.

Ce sont ces mécanismes que nous tenterons de mettre en évidence en exposant tout d'abord le processus de la digestion et ses implications symboliques, puis comment les déséquilibres de celui-ci entraînent une intoxication générale de l'organisme.

UNE EXPÉRIENCE ORIGINALE : LA CURE XANTIS

« J'ai très souvent constaté l'efficacité de cette exceptionnelle méthode de purification réflexe intestinale. »

Daniel Kieffer,
L'homme empoisonné[1]

À partir de 1930, et pendant près de 50 ans, un institut d'esthétique et d'hygiène corporelle, situé au 56 rue de Dunkerque, près de la gare du Nord à Paris, va connaître une très grande notoriété grâce à une méthode originale de nettoyage intestinal mise au point par le couple qui dirigeait cet établissement : Louise Thomas et Joseph Xanty.

Cet institut, fondé au milieu du 19e siècle, avait été à l'origine spécialisé dans le traitement des rhumatismes et des problèmes respiratoires, notamment de la tuberculose. Lorsque Louise Thomas en devint la nouvelle propriétaire, au début des années 1920, elle conserva cette orientation médicale probablement

1. Auteur aussi de *Naturopathie, la santé pour toujours*. Ces deux ouvrages sont publiés aux éditions Grancher.

parce qu'elle-même, de constitution fragile, souffrait depuis toujours d'une santé précaire.

Mais, bien que les soins offerts fussent de grande qualité, l'institut allait bientôt entrer dans une période de ralentissement due aux problèmes de santé de Louise. Pour sortir de cette situation critique, et face à une médecine incapable de lui procurer un équilibre durable, Louise s'orienta vers ce qu'on appelle aujourd'hui les médecines naturelles, médecines pour qui « guérir » ne veut pas dire « faire la guerre ».

REVENIR À LA RACINE

Décidée à prendre en charge sa propre santé, Louise s'engagea alors dans une recherche personnelle qu'elle pouvait d'autant mieux mener qu'elle avait autrefois suivi des études de pharmacie. Pour tenter de comprendre la cause des troubles dont elle souffrait depuis longtemps (amaigrissement, migraines, constipation, fatigue installée, jambes lourdes...), Louise commença par s'intéresser à une pratique dont toutes les grandes médecines traditionnelles ont toujours fait grand cas, que ce soit à titre préventif ou curatif : le jeûne. Pourquoi le jeûne ? Peut-être parce qu'à cette époque-là, se publiaient en ce domaine de nombreux comptes-rendus d'expériences et de recherches menées par des médecins notamment américains et dont l'un des plus connus fut E. H. Dewey.

C'est en tout cas la lecture du célèbre ouvrage de ce dernier[1] qui constitua pour Louise le premier pas vers

1. *Le jeûne qui guérit*, éditions du Courrier du Livre, 1969.

une prise de conscience « radicale », celle de la « racine » de nombreuses maladies : l'auto-intoxication de l'organisme.

En effet – et il n'est peut-être pas inutile de le rappeler – les vertus curatives du jeûne proviennent de son grand pouvoir nettoyant du terrain. Car il déclenche un processus d'autolyse [1], par lequel l'organisme trouve en lui-même les substances nutritives qu'il ne reçoit plus. On assiste alors à une sorte de recyclage, de digestion (lyse) de soi-même. Ce processus est mené par des enzymes qui, pour nourrir les tissus essentiels, attaquent et dégradent d'abord les déchets, les graisses, les dépôts de cholestérol, etc., avant de s'en prendre aux tissus malades tels les kystes, les lipomes, les tumeurs par exemple. Et l'« intelligence » du corps force l'admiration lorsqu'on sait que les organes vitaux sont épargnés : « Les organes nobles [cerveau, cœur] ne sont pratiquement pas autolysés après 40 jours de jeûne [2]. »

Corrélativement, pendant le jeûne, « l'organisme, n'ayant pas à assimiler, peut se consacrer uniquement à ses fonctions d'élimination et de régénération [3] ». En effet, malgré l'absence d'ingestion d'aliments, les émonctoires – la peau, le système respiratoire, le système génito-urinaire, les intestins – ne cessent pas pour autant de fonctionner. La muqueuse intestinale, par exemple, libérée des résidus alimentaires qui la recou-

1. Autodestruction spontanée de cellules lésées ou mortes par leurs propres enzymes digestives. D'après *Principes d'anatomie et de physiologie*, éditions CEC, Centre éducatif et culturel inc., Montréal, 1988.

2. Daniel Kieffer, *L'homme empoisonné*, *op. cit.*, p. 150.

3. Dr Ribollet, *De l'eau et du jeûne comme moyens naturels de santé, d'épanouissement et d'harmonie de la personne humaine*, Press Ther climat, 1967.

vrent d'habitude, se régénère profondément. Les reins, quant à eux, filtrent toujours le sang, et les urines d'un jeûneur sont étonnamment chargées.

Ce double phénomène de véritable décrassage général et de régénération profonde des tissus fit comprendre à Louise que le jeûne peut être un très puissant moyen de détoxication en cas de maladie ou de déséquilibre du poids. Cependant, si on mesure l'ampleur de sa puissance en étudiant les mécanismes mis en jeu, on comprend très vite que le jeûne doit *impérativement* être fait avec certaines précautions voire suivi par un praticien expérimenté. Parmi celles-ci, le repos, le calme, la chaleur... mais aussi, pour faciliter l'élimination, des exercices de respiration, des bains et... des nettoyages du côlon.

AIDER LE CORPS DANS SON TRAVAIL DE DÉTOXICATION

Au moment même où Louise entreprenait cette recherche personnelle, parut un autre livre sur le jeûne, et qui fit date: celui du médecin suisse Édouard Bertholet, publié en 1927[1]. Si Dewey faisait à peine mention du lavement dans son livre, Bertholet en revanche le considérait comme presque indispensable pendant le jeûne. De fait, l'intense activité des émonctoires, avérée par des phénomènes parfois spectaculaires – haleine et urine chargées, transpiration abondante, éruption de boutons, production de glaires,

1. Intitulé *Le retour à la santé par le jeûne*; il a été réédité par les éditions Pierre Genillard, Lausanne, Suisse, 1974.

pertes blanches, vomissements, selles putrides, etc. – non seulement témoigne du degré d'intoxication de l'organisme, mais doit inciter à faciliter (en douceur) cette élimination. C'est pourquoi de nombreux autres auteurs[1] ont également préconisé un nettoyage intestinal en préparation et pendant toute la durée d'un jeûne.

Cela ne pouvait que conforter Louise dans sa prise de conscience : un organisme auto-intoxiqué est fatigué ; il peut donc être nécessaire de l'aider à éliminer, particulièrement en cas de maladie. Le côlon étant l'émonctoire principal, Louise décida alors d'étudier sa physiologie et son rôle. Pour aider efficacement celui-ci dans son travail d'élimination, il est en effet préférable de comprendre son fonctionnement, et plus largement celui du tube digestif.

C'est ainsi qu'elle aboutit à une conviction : la santé dépend non seulement d'une alimentation correcte, mais surtout d'une bonne hygiène de l'intestin. Louise s'inscrivait de ce fait dans la longue tradition retracée précédemment : celle du nettoyage intestinal, tradition porteuse d'une sagesse millénaire que l'homme moderne a trop tendance à oublier voire à mépriser.

1. Nous devons à la vérité de préciser qu'un peu plus tard, H. M. Shelton, l'auteur d'une des « bibles » sur le jeûne [éd. du Courrier du Livre, 1970], rejetta vigoureusement la pratique du lavement pendant un jeûne. Cependant ses arguments – parfois assez ambigus – mériteraient d'être revus à la lumière de travaux plus récents, notamment ceux de Catherine Kousmine.

UNE DÉMARCHE D'HYGIÈNE GLOBALE

Ayant compris que l'hygiène intestinale est un des piliers de la santé, Louise commença à mettre au point pour elle-même une formule de lavement à base de plantes. Après quelques tâtonnements, celle-ci se révéla d'une remarquable efficacité. Cependant Louise était déterminée à comprendre le plus largement possible ses propres problèmes de santé. C'est ce qui explique l'intérêt qu'elle porta alors aussi aux techniques de relaxation, de respiration autant qu'à une alimentation équilibrée.

Car l'état de l'intestin est également le reflet de nos émotions refoulées. Nos peurs, nos inhibitions, la morale de notre éducation, le stress de la vie quotidienne, les angoisses, les conflits, les deuils, la fatigue..., tous ces phénomènes douloureux de notre vie s'impriment parfois très profondément dans le corps et tout particulièrement dans le tube digestif. Une bouche sèche, une gorge nouée, un estomac tendu, une diarrhée subite, une constipation tenace répondent à l'inhibition d'une émotion souvent inconsciente qui cherche à apparaître. Les expressions du langage courant en témoignent de façon éloquente: *garder en travers de la gorge*, *l'avoir sur l'estomac*, *se faire de la bile*, *ne pas l'avoir digéré*, *s'emmerder*, etc. Une démarche d'hygiène globale doit donc tenir compte de cet aspect non mécanique du fonctionnement de l'intestin et nous aurons l'occasion d'en reparler plus loin.

Progressivement, grâce à cette double démarche, Louise commençait à retrouver une meilleure santé.

De tempérament plutôt réservé, elle ne songeait cependant pas à inclure le résultat de ses recherches dans les soins donnés à ses clients. Mais un événement vint bouleverser sa vie alors qu'elle avait déjà 36 ans.

UNE RENCONTRE DÉCISIVE

Fuyant son pays, la Bulgarie, dont le régime était ouvertement antisémite, Joseph Josifoff s'était réfugié en France en 1927 alors qu'il n'avait que 16 ans. Arrivé sur la côte d'Azur, il avait prudemment décidé de ne pas dévoiler ses origines juives et s'était choisi un pseudonyme : Xanty, du nom d'une source thermale qu'il connaissait dans les Balkans. Ayant coupé avec sa famille, il avait d'abord vécu de petits boulots avant de tenter sa chance au casino de Cannes et perdre ainsi le reste du pécule donné par son père à son départ.

C'est ce jeune homme à la personnalité si affirmée que Louise rencontre à Nice en 1933 alors qu'il a seulement 22 ans. Tout les sépare : le tempérament, les origines et surtout l'âge. Mais l'admiration qu'ils ont d'emblée l'un pour l'autre a sans doute été le ciment de leur couple et ils ne se quitteront plus.

Rapidement, Louise fait découvrir à Joseph, qui a une tendance à l'embonpoint, l'art de se soigner dans le respect des lois de la vie. Très vite, il comprend que les recherches qu'elle a patiemment menées pour elle-même peuvent aussi profiter aux clients de ses instituts, dont la plupart souffrent également de problèmes de poids.

Ainsi encouragée à récolter ce qu'elle avait semé,

Louise se décide à ajouter dans les soins proposés sa cure de nettoyage interne aux plantes. Avec Joseph, elle met alors au point ce qui sera baptisé la « xantéroclyse »[1] dont ils prépareront toujours eux-mêmes la composition. La formule, qui demeurera un secret soigneusement gardé, contient des extraits de plantes (dont l'absinthe et la mauve) dilués dans l'eau, distillés puis filtrés. Les proportions, le temps de macération, la température, etc., tout doit obéir à des règles précises.

L'utilisation en est très simple : pour chaque douche rectale, qui dure 20 minutes environ, il faut une dose de cette préparation complétée d'eau et un nécessaire à lavement. La cure complète comporte une vingtaine de séances de « xantéroclyse » auxquelles s'ajoutent des soins externes à base de plantes : bains amaigrissants, bains de sudation, douches, pulvérisations avec une lotion contre la cellulite, bains raffermissants, soins du visage et du cou avec des lotions dynamisantes.

Pour compléter la cure, l'institut propose de plus des massages, des bains de lumière et de couleurs, des enveloppements, ainsi que des soins à base d'huiles essentielles, soins dont les formules sont également préparées par le couple Xanty.

Cette nouvelle méthode, grâce à ses résultats extraordinaires particulièrement contre les surcharges pondérales, donne rapidement une nouvelle impulsion à l'établissement qui désormais prend le nom d'Institut Xanty.

Peu à peu, la personnalité et le charisme de Joseph aidant, de nombreuses célébrités du sport, du spectacle, de la mode, du monde politique mais aussi médical

1. De « entéroclyse », technique particulière de lavement.

affluent. Les clients recouvrent rapidement non seulement un poids équilibré mais aussi santé, vitalité, tonus, teint lumineux, etc., ainsi qu'enthousiasme et joie de vivre. Car la cure, comme nous le verrons plus loin, a des effets aussi bien sur le corps que sur l'esprit.

UNE PERSONNALITÉ EXCEPTIONNELLE

Malgré la notoriété grandissante de leur établissement, le couple Xanty peut être inquiet. C'est la fin des années 30. La guerre approche. Et Joseph est juif. Cependant il n'envisage pas de fuir, ni de se désigner par l'étoile jaune d'ailleurs. Il choisira donc de ne pas la porter et de vivre sous la protection de son pseudonyme : « Xanty » n'est pas un nom juif.

L'Occupation va alors être pour lui une étrange période pendant laquelle il côtoie aussi bien des officiers allemands, clients de l'institut, que des résistants, car Joseph a tout de suite choisi d'aider la Résistance, ce qui lui vaudra d'être décoré à la Libération.

Cet épisode montre combien forte fut cette personnalité. Alors que Louise se montrait très réservée, voire repliée, Joseph était un homme très ouvert aux autres, donc d'un grand charisme qui impressionnait immédiatement. Il possédait une grande capacité d'écoute doublée d'une forte intuition qui lui valurent, pendant près de 50 ans, de nombreuses confidences de la part des curistes de l'institut.

La personnalité de Joseph Josifoff, Monsieur Xanty, a donc marqué fortement ceux qui l'ont rencontré. Parfois, des articles de presse vantaient les succès de ce spécialiste de l'amaigrissement, « sculpteur des corps », tout en se faisant l'écho des propos élogieux de ses clients célèbres. Jean Cocteau disait de lui : « C'est l'homme qui a réussi à déchiffrer, puis à interpréter le mystérieux langage des fleurs, des fruits, des feuilles et des branches. »

Autre exemple : le boxeur Al Brown l'avait surnommé « Dr Faust » car les soins de l'institut Xanty lui avaient rendu son punch. On pourrait encore citer Marcel Cerdan, la Suédoise May-Louise Flandin qui fut Miss Monde 1951 ou encore Picasso qui lui « devait sa jeunesse persistante et sa verdeur infaillible ».

L'institut est même recommandé par des médecins, des chirurgiens, des dentistes, c'est-à-dire tous ceux qui constatent chaque jour dans leurs cabinets les méfaits d'une mauvaise hygiène intestinale.

Il faut ajouter que ce « docteur Faust » ainsi que Louise avaient un physique qui à lui seul prouvait l'efficacité de leur cure. Ainsi dans *L'Express* du 24 mars 1960, on peut voir une photographie de Louise alors âgée de 67 ans et qui pourtant semble ne pas en avoir beaucoup plus de 40.

De même, dans un reportage sur sa méthode dans *La vie naturelle* daté d'avril 1974, on voit Joseph élégant, droit mais sans raideur, svelte, plein de vigueur et, malgré un crâne entièrement chauve, il est impossible de deviner qu'il a alors 63 ans.

UNE DÉ-MISSION

Mais une telle réussite ne pouvait que leur attirer des ennuis, parce qu'elle empiétait sur le domaine de la médecine. La cellulite par exemple était alors considérée comme un dysfonctionnement organique.

Ainsi, tout au long des trois dernières décennies pendant lesquelles les Xanty exercèrent efficacement leurs talents d'hygiénistes, l'administration et particulièrement celle de la Santé Publique ne cessa pas de les harceler de procès, les accusant d'exercer illégalement la médecine et de commercialiser un produit non homologué. Et pourtant la qualité et les résultats des soins prodigués à l'institut attiraient une clientèle toujours plus nombreuse et prestigieuse.

Si Joseph se défendit longtemps avec constance, vigueur et intelligence, le découragement commença néanmoins à le gagner lorsque le temps se fit plus lourd sur ses épaules. Louise, beaucoup plus âgée que lui, s'était déjà éloignée depuis plusieurs années quand Joseph céda aux pressions et signa en 1978 un document du ministère de la Santé l'obligeant à cesser de réaliser des nettoyages intestinaux dans son institut.

Après 30 ans de procès, les intérêts de quelque nobles lobbies pharmaceutiques avaient fini par gagner contre une méthode dont les bienfaits étaient pourtant irréfutables. Alors qu'il aurait sans doute été beaucoup plus sage d'aider à en étudier la validité...

Face à une telle défaite, ou du moins ce qu'il vécut comme telle, Joseph Josifoff, de ce moment, ne fut plus le même homme. Comme brisé, il prit sa retraite et se réfugia dans une routine alarmante pour ses proches c'est-à-dire sa nouvelle jeune femme et son fils, alors âgé de 8 ans. À tel point que ceux-ci ressentaient de la tristesse à le voir ainsi résigné.

UNE TRANS-MISSION

Mais la vie offre de nombreux exemples de ces itinéraires originaux poursuivis, après une révolte parfois, par un fils ou une fille ayant compris qu'il ou elle avait reçu un bien précieux à transmettre, une sorte de « recette de vie ».

C'est en tout cas dans cet esprit que j'ai repris à mon tour cette méthode unique expérimentée par mon père Joseph et sa première femme, Louise. Parce qu'à un moment, je me suis senti en quelque sorte le successeur désigné, programmé, dès ma conception peut-être.

Fils unique et tardif, j'avais pendant toute mon enfance baigné dans une ambiance différente de celle de mes camarades d'école. À la maison, on parlait de santé, de diététique, d'hygiène de vie, de jeûne, de yoga, de recherche spirituelle sans doute aussi. Mon père était alors encore enthousiaste et de nombreuses visites animaient les soirées. Avec ma mère, j'allais souvent à l'institut, que mon père dirigeait avec encore plus d'enthousiasme depuis ma naissance. Je voyais un homme qui approchait de ses 70 ans et que la vie continuait de combler. Ce fut donc un grand bouleversement du haut de mes 8 ans quand il dut renoncer et en quelque sorte démissionner.

Deux ans plus tard, il me confia le « secret de fabrication » de la formule qui avait fait la fortune de l'institut.

Mais il était beaucoup trop tôt pour que je comprenne l'importance de cet épisode. C'est à 25 ans, en octobre 1995, que j'ai repris la fabrication et la commercialisation de la douche rectale en la complétant de deux autres produits pour composer la cure complète désormais baptisée « Cure intestinale Xantis ».

Quoique héritier de cette méthode originale, la transmission ne s'est pas faite sans détours. Il m'a fallu moi aussi suivre un parcours dont les étapes ressemblent à celles du chemin de Louise : depuis le jeûne (j'ai retrouvé le livre de Dewey dans la cave familiale en 1990), en passant par une formation de naturopathe avec Daniel Kieffer notamment, ainsi que par de nombreuses lectures dans le domaine des médecines dites alternatives et des recherches spirituelles, jusqu'au moment où j'ai pris conscience que la « potion magique » que je cherchais si fiévreusement était sous mes yeux depuis ma naissance. Tout ce que j'avais entendu pendant toute mon enfance prenait sens. J'eu alors l'impression d'avoir trouvé une clé, simple mais surprenante, pour ouvrir une des portes de l'équilibre intérieur.

LE SECRET D'UNE RÉUSSITE

En retrouvant tous les documents laissés par mon père, j'avais compris peu à peu ce qui rendait unique cette méthode de nettoyage intestinal. Je décidai donc de la faire connaître à nouveau tout en l'améliorant au plus près des connaissances actuelles. Très vite je compris que ce que mon père et sa première femme avaient mis au point allait beaucoup plus loin que cela pouvait sembler au premier abord.

Si la plupart des clients de l'institut Xanty venaient pour des problèmes de poids, il apparaissait rapidement, parfois dès la première séance de cure – dont la « xantéroclyse » était le cœur –, que les résultats dépassaient de loin la simple perte (ou prise) de poids. La peau et le teint retrouvaient leur éclat, le corps sa tonicité. Si le curiste respectait une certaine hygiène de vie (alimentation, exercice, récupération), il constatait une nette augmentation du dynamisme associée à une sensation de libération. Parfois même certains troubles disparaissaient définitivement : lourdeurs des jambes, migraines, insomnies, nausées, fatigue matinale, troubles génito-urinaires et bien sûr constipation. De nombreux courriers de clients en témoignent (voir ci-après).

À l'époque, mon père consignait soigneusement ces effets souvent spectaculaires. C'est à partir de l'ensemble de ces constatations, étayées non seulement par les thèses de la naturopathie mais aussi par les recherches scientifiques, que j'ai mis au point l'actuelle « Cure Xantis ». Nettement démarquée d'une pratique médicale, elle ne vise pas à restaurer une fonction intestinale perturbée ou lésée, mais participe à une meilleure hygiène de vie : sensation de détente et de légèreté, amélioration de la digestion et du transit, éclat de la peau, amincissement, etc.

MENS SANA IN CORPORE SANO

Mais pourquoi cette douche intestinale est-elle donc si efficace ? En fait, elle possède une particularité qui la rend unique : son effet réflexogène sur le côlon. Non seulement elle permet de nettoyer la dernière partie de celui-ci – comme tout lavement – mais elle provoque une réaction réflexe d'évacuation. Ses composants ont en effet la propriété de réveiller les mouvements contractiles et l'activité de sécrétion de la paroi intestinale.

Les éventuelles stases fécales[1] sont alors jour après jour expulsées, non par le lavement quotidien lui-même (qui est immédiatement rejeté) mais par l'activation des mouvements naturels du côlon.

C'est cette particularité qui rend cette douche intestinale si efficace pour l'ensemble de l'organisme car son action coupe à la racine l'empoisonnement du corps. Si les chapitres suivants permettent de préciser cette action, on peut d'ores et déjà en évoquer la principale raison.

Très souvent le gros intestin ou côlon, abusivement qualifié parfois de « paresseux », est en fait encombré de selles et de « peaux mortes » accumulées[2] qui peuvent être très anciennes. Les nombreux replis de sa paroi sont alors autant de « niches » de putréfaction pouvant

1. Immobilisations importantes de selles.

2. Produits de la desquamation naturelle de la muqueuse intestinale qui peuvent s'accumuler en couches successives (toutes les 48 heures l'intestin fait peau neuve) et former de véritables peaux mortes souvent longues de plusieurs mètres.
L'institut, pour information, en possédait quelques exemples conservés dans des bocaux. L'effet est impressionnant.

à la longue provoquer de sérieux troubles et de graves maladies de dégénérescence. Ainsi nettoyer le côlon est une pratique de bon sens qui lui redonne également sa tonicité tout en permettant à la flore de se régénérer naturellement. Redevenue saine, la muqueuse retrouve ainsi toutes ses capacités de filtrage vers le sang.

Mais il y a un autre aspect parfois tout aussi spectaculaire de la cure. Il est en effet fréquent que les utilisateurs constatent des effets bien au-delà du mieux-être physique : si la cure Xantis permet un profond décrassage (de par sa fonction réflexe) et redonne ainsi au corps une hygiène intérieure indispensable à un bon fonctionnement, ses bienfaits concernent aussi le psychisme. En stimulant toute cette zone abdominale où de nombreuses émotions se sont en quelque sorte imprimées, la Douche Xantis permet en effet de réveiller les vieux schémas inconscients qui nous bloquent. Il n'est ainsi pas rare, au cours de la cure, de faire des rêves forts ou bouleversants, ni d'avoir des réactions significatives à des remontées dans la conscience d'émotions parfois très anciennes.

Les conflits intérieurs se dénouent ; le corps et l'esprit se réconcilient. Et de cette réconciliation l'individu acquiert un plus grand respect de lui-même qui l'amène à se sentir plus responsable de son hygiène de vie.

RENDRE JUSTICE À SON CORPS

Même si cela implique parfois d'aller à contre-courant de notre société, la quête d'un équilibre physique comme spirituel doit commencer par les règles fondamentales d'hygiène de vie : intestins désintoxiqués, alimentation saine et en quantité raisonnable mais aussi intimité avec ses émotions c'est-à-dire connaissance et acceptation de soi permettant de faire face tranquillement aux nombreux stress de la vie quotidienne.

Ainsi comprendre que le bon fonctionnement de l'intestin est une des clés de l'équilibre général amène naturellement à s'inscrire dans cette démarche d'hygiène globale afin de « rendre justice à son corps » comme le disait mon père.

Avant d'aborder, dans le chapitre suivant, le fonctionnement du tube digestif – aussi bien du point de vue anatomique que symbolique –, les quelques témoignages qui suivent montrent combien l'utilisation de cette clé, après une simple prise de conscience – à l'image de celle de Louise –, peut avoir d'effets conséquents. Parfois, la transformation est telle qu'on pourrait presque parler sinon de métamorphose tout au moins de véritable libération.

Madame Chirol
22, rue Gérard Toutin
Deuil-la-Barre

La Barre, le 28 mars 1963
Monsieur Xanty
56, rue de Dunkerque
Paris 9e

Cher Monsieur,

Arrivée à la fin de ma première cure, je suis heureuse de vous donner, par écrit, la relation très exacte de ses premiers effets.

Lorsque j'entrepris celle-ci dans votre institut, je pesais 84 kg. Je supportais depuis quelque 7 ans tous les maux inhérents à ce poids beaucoup trop élevé pour ma taille. J'ai subi, au cours de ces années, nombre de traitements aussi inefficaces les uns que les autres, m'estimant encore heureuse lorsqu'ils n'étaient pas dangereux.

Par un hasard que je qualifie aujourd'hui de providentiel, je découvris enfin votre établissement. Je décidai, aussitôt, de me donner cette dernière chance avant de me résigner définitivement au martyre de l'obèse.

Dès les premiers jours de cure, je me sentis plus légère, plus dynamique, moins essoufflée, comme délivrée d'un étau qui m'enserrait de toutes parts. Mes 55 ans et mon poids conjugués pesaient sur ma colonne vertébrale et sur mon cœur.

C'est le huitième jour, je me souviens, que je me tins plus droite, le huitième jour également que ma frilosité disparut, le même jour encore que mes chevilles désenflèrent et que ma peau s'éclaircit. Le vingtième jour, je stupéfiai des personnes qui m'avaient vue peu avant ma cure.

Mes proches me retrouvaient, ceux qui me connaissaient avant mon obésité parlaient de résurrection, et ceux qui ne connaissaient de moi que ces dernières années criaient au miracle.

Bref, mon cœur retrouvait son rythme normal, le corps, une souplesse et une vivacité depuis longtemps oubliées, la voix, ses inflexions naturelles et le regard, son éclat d'antan. Notez aussi que je n'ai jamais ressenti la moindre fatigue au cours de cette cure, mais au contraire, une intense vitalité. Je ne crois pas qu'on puisse rêver d'un traitement à la fois plus naturel, plus inoffensif, plus efficace, et plus embellissant.

C'est pourquoi je me fais un devoir de vous adresser, avec mes remerciements, toutes mes félicitations pour ses heureux effets, conséquence logique d'une cure naturelle au plus haut degré.

Veuillez croire, cher Monsieur, à ma joie qui est extrême et à toute ma sympathie.

Madame XXXXX
Fontenay-sous-Bois
19 octobre 1970

Cher Monsieur Xanty,

Je tiens à vous remercier, ainsi que le docteur Troisier qui m'avait adressée à vous, pour les résultats vraiment extraordinaires de votre traitement.

En effet, c'est à la suite d'un œdème de Quinck que, traitée à la cortisone, j'avais pris de l'embonpoint et du poids, cela par accumulation de tissus aqueux.

La cure, que j'ai d'abord suivie dans votre établissement puis prolongée à mon domicile, et que je continue d'ailleurs tous les 3 ou 4 mois pendant 5 à 6 jours, a donné des résultats sur lesquels auparavant je ne comptais pas.

J'ai perdu les kilos inutiles et retrouvé la sveltesse de mes 30 ans. Mes tissus se sont raffermis sans compter les incidences diverses sur mon organisme. C'est ainsi que je mange et digère facilement tous les aliments, que mon sommeil est régulier : 7 à 8 heures d'affilée chaque nuit, que je ne souffre plus de constipation ni des hémorroïdes que l'on m'avait sclérosées, que ma circulation sanguine est parfaite.

En un mot, ce traitement m'a transformée et rajeunie.

Mais je pense qu'il est bon de renouveler la cure de temps à autre. C'est ce que je fais et m'en trouve bien.

Je souhaite que vos éventuelles clientes fassent leur profit de ce que je vous écris en toute sincérité.

Lina Cristi
8, rue d'Ulm
Paris 5e

Paris, le 15 janvier 1972

Mon cher Xanty,

Vous m'avez demandé mon opinion sur votre méthode et c'est bien volontiers que je vous la donne.

Avaler une pilule – ou une tisane –, c'est plus facile, bien sûr, et c'est tellement plus vite fait ! Mais... quelqu'un a-t-il jamais retrouvé santé et jeunesse grâce à des pilules ou des tisanes ? Pour ma part, j'en doute fort.

Tandis qu'avec la cure Xanty, ce « miracle » est possible ! Mais, pour le croire, il faut se le prouver à soi-même en essayant, et c'est ce que j'ai fait.

Dès les premières séances, j'ai ressenti un mieux-être incroyable, en dépit d'une vie professionnelle assez fatigante. Plus de lourdeurs dans les membres, plus de petites douleurs dans le dos, plus de fringales aux alentours de midi, pas plus que de « coups de pompe » vers 6 h du soir... Mais, au contraire, l'œil plus clair, le teint frais, les traits remontés, les escaliers du métro « survolés » deux marches à la fois, ainsi que la joie, chaque matin, d'attaquer une nouvelle journée en me sentant gonflée à bloc, voilà ce que j'ai pu obtenir en deux semaines de cure Xanty seulement !

Avec votre cure, je suis tranquille, aucun produit nocif ne pénétrant dans mon organisme. Sans doute son application exige-t-elle un peu de temps, mais le jeu en vaut la chandelle ! J'estime que, pour se refaire un corps entièrement *neuf*, au-dehors comme au-dedans, s'offrir une cure Xanty, ce n'est vraiment pas trop cher payer.

Avec mes vifs remerciements, je vous renouvelle toutes mes amitiés.

Extraits de lettres reçues de clients ayant pratiqué récemment la cure

« J'ai été enchantée de mon traitement de détoxication de mon corps avec vos produits. »

« Je tiens à vous assurer de ma plus entière satisfaction quant à la qualité et à l'efficacité de vos produits constituant la cure de base de trois semaines. En effet, dès les premiers jours, j'ai pu constater les effets bénéfiques suivants : un sentiment de grand bien-être et une tonicité retrouvée aussi bien physique que psychique, la disparition de toute fatigue, une grande vitalité, un bien meilleur moral voire une grande sérénité.

J'ai aussi apprécié l'amélioration de l'état de ma

peau, plus nette et plus souple, ainsi que le retour durable d'un transit régulier. Tous ces effets bénéfiques ont duré bien après la fin de la cure.»

« Je tiens par cette lettre à vous manifester ma reconnaissance pour les excellents produits que vous diffusez. Mes problèmes intestinaux se sont beaucoup améliorés.»

« Je tenais à vous faire part de ma satisfaction : teint plus clair et peau plus fine (spectaculaire). Je me sens plus légère dans mon ventre mais aussi dans ma tête (moral, mental). Je renouvellerai cette cure l'an prochain. C'est un excellent produit.»

« Encore merci pour la cure. L'effet est spectaculaire et je me sens vraiment revivre. J'en parle autour de moi.»

« Je ne peux m'empêcher de témoigner de l'efficacité bénéfique de votre cure intestinale. Depuis que je l'ai pratiquée, je ne ressens plus de maux de tête, mon teint s'est éclairci ; aussi, chose importante, je digère beaucoup mieux, mon sommeil est redevenu régulier et j'ai retrouvé confiance en moi. Le stress, je le vois d'un meilleur œil.»

Quelques éléments des réponses faites à un questionnaire réalisé en 1998 auprès des personnes ayant acheté la « Cure intestinale Xantis »

« Avant de faire la cure, je faisais souvent des lavements avec de l'eau chaude et quelques peaux mortes tombaient déjà. Avec la cure, cela a été spectaculaire et même effrayant.

D'autre part, le Détoxinum a réduit mon appétit et donc permis un net amincissement. Cette cure est formidable. »

« Principaux bienfaits : ventre décontracté, grand bien-être et légèreté ! Bravo ! »

« J'ai constaté les bienfaits suivants : sentiment de libération physique, de légèreté, de bien-être et de détente, meilleure digestion, amélioration du transit, moins de ballonnements, selles régulières, ventre décontracté, et surtout disparition des mastoses (douleurs des seins).

Je suis très satisfaite et compte reprendre ultérieurement cette cure. »

« Il m'a été impossible de prendre le Détoxinum. Cela me donnait envie de vomir. Je n'ai pas supporté l'aspect gélatineux dans la bouche. J'ai essayé plusieurs fois mais impossible d'avaler.

Cette cure est toutefois une bonne expérience de légèreté et de tonus retrouvés. »

« Après la cure, j'apprécie l'utilisation de la douche

seule, qui me permet d'éviter les ballonnements et surtout d'obtenir une sensation de "ventre libre" en permanence (j'ai un dolichocôlon et une tendance à la constipation). »

« J'ai retrouvé une grande joie de vivre, un tonus excellent, plus de force. Je suis moins frileux, plus épanoui sur le plan psychologique.

Recevez très sincèrement un immense merci. »

BIEN DIGÉRER LA VIE

La relation avec un patient
souffrant de troubles digestifs
n'exigerait-elle pas de prendre avant tout en considération
moins les organes concernés par les pathologies
que les fonctions
dont ils autorisent ou non l'accomplissement ?

Pascal-Henri Keller,
La médecine psychosomatique en question.
Le savoir du malade [1]

LA DIGESTION : UNE RELATION À L'ENVIRONNEMENT

L'être humain se voit trop souvent comme séparé du reste du monde alors qu'il en est, comme toute chose, une partie intégrante en totale interdépendance avec tous les phénomènes de la vie.

À chaque instant, des dizaines de milliards d'infinitésimales particules (les neutrinos) traversent chaque cen-

1. Éditions Odile Jacob, collection Médecine, 1997, p. 242.

timètre carré de notre corps. À chaque inspiration, nos poumons se remplissent d'un peu de l'air qui baigne la planète. Par nos yeux, nos oreilles, nos narines, notre cerveau perçoit la lumière, les sons, les odeurs. De même, lorsque nous mangeons, les aliments pénètrent dans notre tube digestif pour nous donner l'énergie dont nous avons besoin. Notre corps est ainsi une sorte de carrefour où s'opèrent de nombreuses transformations au terme desquelles, à notre tour, nous participons, nous donnons au monde extérieur.

Parmi ces transformations, celles qui ont lieu dans le tube digestif sont d'une si grande complexité que la science n'a pas encore fini de les explorer. Cependant, on en sait suffisamment pour comprendre pourquoi et comment une alimentation déséquilibrée, une disharmonieuse façon de manger ainsi que des difficultés chroniques à évacuer les déchets sont à l'origine de nombreux troubles, facteurs de maladies.

Avant de décrire en détail, dans le chapitre suivant, les dérèglements qui nous intéressent particulièrement ici, à savoir ceux du côlon, il est indispensable de présenter les différentes étapes du processus de la digestion :

– du point de vue anatomique et physiologique bien sûr : il n'est pas possible de comprendre les troubles du côlon sans avoir une vision précise de sa place et de son rôle en étroite interdépendance avec les autres parties du système digestif ;

– du point de vue psychique car, s'il est reconnu que nos émotions ont une influence considérable sur le tube digestif, on sait moins à quel point cette influence peut varier selon le profil psychologique de chacun.

Notre propos dans ce chapitre est de mettre en

perspective ce second point de vue. L'état de l'intestin n'est pas seulement affaire d'alimentation mais aussi – surtout peut-être – le reflet de notre façon de penser, de réagir, d'être avec les autres, de faire face ou non aux difficultés..., bref le reflet de ce que nous sommes.

DES FONCTIONS ÉMOTIONNELLES

De nombreux troubles de l'appareil digestif ne correspondent en effet souvent à aucune anomalie anatomique ou physiologique détectable. Chaque jour, les médecins voient des patients se plaignant de tel ou tel trouble digestif, mais les investigations ne font la plupart du temps apparaître aucune cause organique. On parle alors de somatisation.

Somatiser, c'est « rendre somatique (organique) un trouble psychique » d'après le dictionnaire *Le Robert*. C'est donc en quelque sorte matérialiser, dans le corps, une souffrance affective, émotionnelle, le plus souvent inconsciente.

On sait que « un Français sur cinq choisit son tube digestif pour somatiser ses angoisses et ses frustrations, pour les transformer en maladies[1] ». Le mot « choisir » peut paraître étrange, pourtant il semble qu'il corresponde à une certaine réalité : les troubles digestifs sont souvent des *réponses* aux difficultés de la vie quotidienne. Si par exemple j'ai systématiquement mal à l'estomac lorsque je dois affronter le même type de difficultés, c'est probablement parce que j'ai choisi

1. Professeur Guy Benhamou, *Les maladies digestives. Ce qui n'a jamais été dit*, éditions Josette Lyon, collection Santé minute, 1993.

l'estomac pour exprimer mon angoisse. Ce choix est inconscient certes, mais le trouble n'en est pas moins le fruit d'une substitution : la douleur remplace l'angoisse ou la colère ou bien la frustration, la rancœur, etc. C'est pourquoi il faudrait sans doute considérer la *fonction* de l'organe qui souffre *plutôt que l'organe lui-même*, comme le dit la citation en début de chapitre.

Nous avons vu que chaque section du tube digestif a une *fonction* précise, mais on sait moins que cette fonction peut être « mise en route » par une stimulation autre qu'alimentaire. Ce fait, reconnu expérimentalement – et que j'appelle une correspondance émotionnelle – est une clé importante pour comprendre de nombreux troubles de la digestion. Exemple : je souffre de l'estomac, sans lésion organique détectée. Question : Ce que je dois « digérer » à tous les niveaux du quotidien ne serait-il pas vécu comme une matière résistante, lourde, contraignante ? Cette perception du monde extérieur n'incite-t-elle pas mon estomac à travailler, à sécréter les sucs gastriques... « à vide » en quelque sorte ?

De nombreuses expressions du langage manifestent ces correspondances émotionnelles : « rester sur sa faim », « être sur les dents », « garder en travers de la gorge », « se faire de la bile », « ne pas avoir digéré quelque chose », « garder sur l'estomac », « se faire bouffer », « ça me gonfle », « la peur au ventre », « ruminer des pensées », « s'emmerder », « tout fait ventre », etc.

Derrière cette apparente banalité du langage, s'ouvre peut-être un chemin vers une meilleure connaissance de soi-même surtout si on veut bien poser l'hypothèse que nos façons de nous alimenter, mais aussi de digérer et d'évacuer traduisent notre relation à la vie tout entière, qu'elles sont un reflet de notre rapport au monde, à ce monde qui nous traverse tout au long du tube digestif.

Être constipé ou au contraire souffrir de diarrhées, avoir des brûlures d'estomac, ressentir une douleur chronique du côté de la vésicule biliaire, etc., tous ces troubles, lorsqu'ils n'ont pas de cause apparente, traduisent toujours une difficulté particulière – « une tournure d'esprit » comme on dit – face à certaines situations récurrentes de la vie. Cette « tournure d'esprit » est en étroite relation symbolique avec la fonction de l'organe qui souffre. En d'autres termes, les troubles digestifs d'origine psychosomatique disent clairement : « je ne l'ai pas digéré » ou « je l'ai gardé sur l'estomac » ou encore « je me fais bouffer », « j'ai peur », « je me fais de la bile », etc.

Au fur et à mesure de la description des différentes étapes de la digestion, nous tendrons à mettre ces correspondances émotionnelles en évidence.

VUE D'ENSEMBLE DU TUBE DIGESTIF

De la bouche à l'anus, le tube digestif mesure environ 9 mètres. Son rôle est de transformer les aliments en particules infimes, en vue de leur assimilation par le sang et la lymphe, d'hydrater l'organisme puis de rejeter les déchets.

Pour accomplir son travail de désassemblage, d'absorption et d'évacuation, il est construit comme une véritable chaîne divisée en 5 « ateliers » principaux : la bouche, l'œsophage, l'estomac, l'intestin grêle, le côlon. Chacun de ces « ateliers » a une fonction particulière :

– dans la bouche : la mastication et l'insalivation ;
– dans l'œsophage : le transport des aliments jusqu'à l'estomac ;
– dans l'estomac : la destruction des bactéries présentes dans les aliments, la décomposition de ceux-ci en minuscules fragments, le début de la digestion des protéines et l'acheminement progressif du bol alimentaire vers l'intestin grêle ;
– dans l'intestin grêle : la poursuite de la digestion commencée dans l'estomac et l'absorption des nutriments ;
– dans le côlon : l'absorption de l'eau, la fin de la digestion grâce aux bactéries vivant en symbiose dans cette section du tube digestif, la production de certaines vitamines et la formation des selles et, au niveau du rectum, le stockage pour l'évacuation des selles.

Trois organes participent aussi au processus de la digestion : le foie, la vésicule biliaire et le pancréas. Ils sécrètent des sucs très spécialisés qui se déversent dans la première partie de l'intestin grêle, le duodénum, et assurent notamment la digestion des graisses.

La dégradation chimique des aliments est réalisée grâce à l'action de plusieurs autres sécrétions :
– dans la bouche : la salive ;
– dans l'estomac : le suc gastrique ;
– dans l'intestin grêle : le suc intestinal associé au suc pancréatique et à la bile produite par le foie.

L'ensemble du tube digestif est enserré dans une gaine musculaire lisse constituée d'une multitude de fibres longitudinales circulaires et obliques dont les contractions permettent le malaxage et la propulsion des aliments. Ce phénomène, appelé péristaltisme, est possible grâce aux cellules nerveuses qui tapissent tout le tube digestif. Le péristaltisme est entièrement sous contrôle du système nerveux autonome et donc indépendant de la volonté, mais en revanche très sensible aux émotions (stress, contrariétés, etc.).

Il est très intéressant de constater que les cellules nerveuses du tube digestif sont plus nombreuses que celles de la moelle épinière...

Le système hormonal joue lui aussi un rôle très important dans la coordination des fonctions de l'appareil digestif. Transportées par le sang, certaines hormones règlent les sécrétions pancréatiques et biliaires, et déclenchent l'ouverture de la vésicule biliaire lorsqu'elle doit libérer son contenu.

Cette vue d'ensemble serait insuffisante si on oubliait de parler d'un aspect très significatif : l'incroyable rapidité à laquelle les cellules de la paroi intestinale se renouvellent. Le tube digestif est d'ailleurs l'organe qui se renouvelle le plus vite : en 48 heures, les cellules de la muqueuse interne sont entièrement renouvelées. Ce sont ces cellules mortes de l'épithélium, tissu de surface de la paroi du côlon, qui composent en majorité les selles.

Les chercheurs s'accordent à constater que ce renouvellement pourrait bien représenter un obstacle à la colonisation microbienne. Si on met cela en relation avec le fait que le péristaltisme contrôle lui aussi la multiplication bactérienne, en balayant régulièrement le contenu intestinal, on comprend pourquoi le chapitre suivant s'appelle « La mort commence dans le côlon »... On sait en effet que les bactéries se développent particulièrement au niveau des stases c'est-à-dire là où s'immobilisent – naturellement ou pathologiquement – les matières fécales. Ce développement, s'il devient quelque

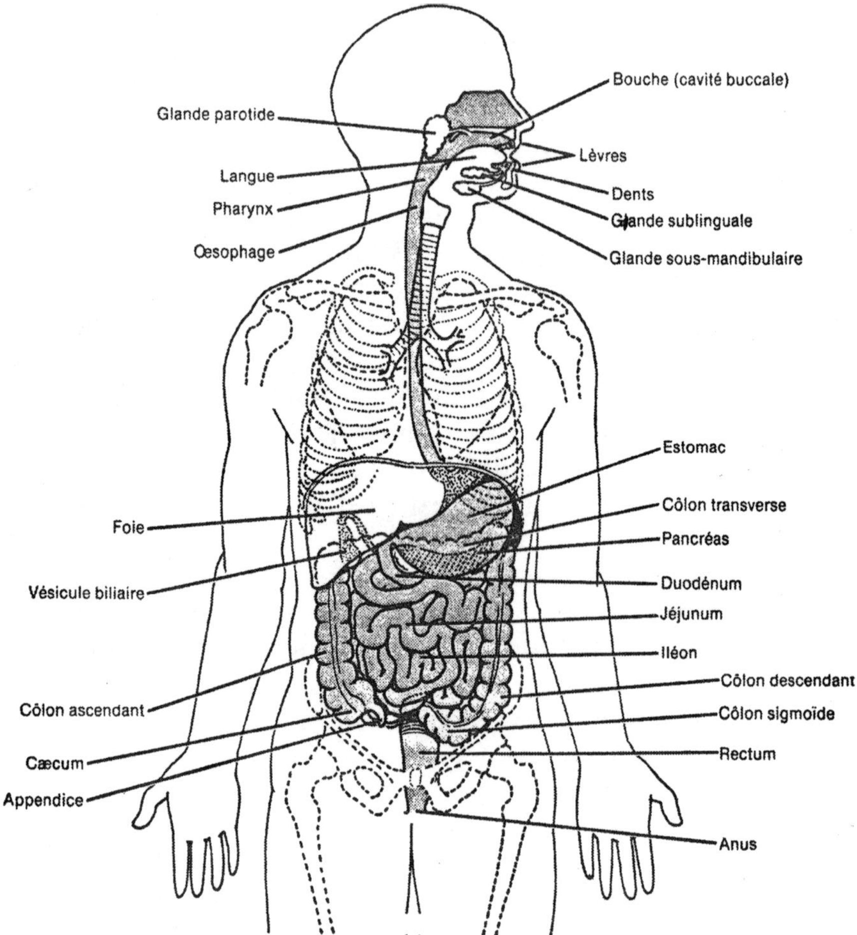

(a)

Schéma du tube digestif.

peu anarchique, peut aboutir à un déséquilibre qui fragilise la paroi du côlon. Celle-ci devient alors anormalement poreuse et laisse passer les bactéries directement vers le sang et la lymphe. Nous reviendrons sur ce point important dans le chapitre suivant traitant des pathologies du côlon et de leurs conséquences sur l'état général de l'organisme.

Après ce rapide tour d'horizon, nous allons maintenant décrire plus précisément comment se déroule chaque étape et souligner les liens et les similitudes entre le processus de la digestion et notre façon de « digérer » les différentes situations de la vie.

DES SENS ET DES SAVEURS POUR ÊTRE « EN VIE »

On pourrait croire que la digestion débute avec l'absorption des aliments ; en fait, elle commence avec la perception de leurs odeurs, de leurs formes et de leurs couleurs, voire avec leur simple évocation. Rien que de penser à notre plat favori, nous en avons « l'eau à la bouche » et l'estomac « qui gargouille ». De fait, il semblerait que le cerveau puisse anticiper la nature des sécrétions digestives à fabriquer : « Le fumet qui chatouille les narines (...) informe aussitôt les glandes salivaires qui (...) préparent la salive adéquate. L'intelligence du corps prépare des salives sur mesure (la salive du pain ne sera pas la même que celle du raisin)[1]. »

Mais, au-delà de cette réalité physiologique, appelée

1. Josiane Mignot, *L'hydrothérapie du côlon*, éditions Jouvence, 1997, p. 61.

phase céphalique de la digestion et dont nous reparlerons plus loin, il est surtout important de comprendre que l'appétit que nous manifestons avant de passer à table est aussi le reflet de notre désir de vivre, de notre « en-vie ». L'appétit devant les aliments, c'est la phase du désir, phase dans laquelle il est possible de reconnaître et d'accepter nos vraies envies : si le corps appelle une sensation, une saveur, c'est peut-être que l'esprit appelle aussi les propriétés de cette saveur. Toute attraction par une saveur marque un besoin, un attachement ; à l'inverse bien sûr toute répulsion signe un contentieux avec cette saveur et sa symbolique. Par exemple, si l'attirance pour le sucre peut témoigner d'une certaine recherche de la douceur, à l'opposé le dégoût pour les aliments sucrés traduit un refus des douceurs de la vie, la peur d'être englué dans le non-différencié, de disparaître dans l'osmose. Il est d'ailleurs intéressant de savoir que le sucre est le premier aliment digéré car le glucose est assimilable directement, sans transformation : « La digestion des glucides [1] est la première mise en route dès la bouche, celle des protides commence dans l'estomac, celle des lipides dans l'intestin grêle [2]. »

Les goûts diffèrent d'une personne à l'autre, d'un jour à l'autre, d'un âge à l'autre, mais ils sont toujours à l'image de notre vie intime et des relations que nous recherchons. Est-ce la douceur du sucré qui m'attire,

1. Les glucides sont constitués de deux groupes de substances organiques. Le saccharose appartient à l'un d'eux (les osides) et fournit par hydrolyse du glucose et du fructose, principaux constituants des sucres de canne et de betterave.

2. M. Dérot, M. Goury-Laffont, *Les maladies de la nutrition*, PUF, coll. Que sais-je ?, 1964, p. 10.

me fait «fondre» jusqu'à parfois me ramollir et me déstructurer? Ou bien est-ce que j'attends du monde qu'il soit avec moi salé et rigoureux, qu'il me renforce jusqu'à me dessécher? Suis-je attiré par le mordant de l'acidité vive, agressive? ou par la chaleur torride du piquant qui stimule jusqu'à s'y brûler? Vais-je oser l'épreuve de l'amertume qui ouvre au changement, même si je risque d'en souffrir?

Si les saveurs que nous aimons témoignent de nos attachements, celles que nous n'aimons pas sont également le reflet de ce qui nous dérange, de ce que nous n'acceptons pas encore. Par exemple, l'enfant qui n'aime que le sucré montre son attachement fusionnel à l'univers de douceur que lui procure l'unité avec ses parents; son rejet du salé correspond à son refus de se confronter aux contraintes structurantes qui font grandir, et son dégoût pour l'amertume signe sans doute qu'il ne veut pas se risquer sur des terres inconnues... Ai-je du mal à affronter les personnes un peu trop directes, voire agressives, qui obligent à s'affirmer? Dans ce cas, je fuirai la saveur acide bien trop dérangeante. Si je suis timide et un peu «coincé», je supporterai mal le piquant qui réchauffe le cœur et stimule l'énergie sexuelle...

Ainsi la plupart des phénomènes allergiques trouvent leur source dans le rejet très virulent que notre intimité peut avoir par exemple à l'égard d'un aliment porteur d'une symbolique mais aussi d'énergies qui nous dérangent fortement. Pour s'aider à guérir d'une allergie, il ne serait certainement pas inutile de chercher dans cette direction: quel est le message caché derrière cette répulsion? Il serait alors peut-être plus facile de verbaliser l'émotion retenue que le corps exprime à sa façon par ces maux.

CROQUER LA VIE

Le désir appelle naturellement un passage à l'acte. Dans le processus de la digestion, celui-ci se fait au moyen des dents. Et celles-ci symbolisent la force, la stabilité, le pouvoir de faire face. Elles sont comme des armes pour appréhender, saisir puis décomposer. Elles sont la marque de notre capacité à mordre dans la vie et reflètent la structuration de la personnalité. Elles sont l'outil de survie de l'individu. Ainsi la carie, la parodontose (affaiblissement des gencives) ou la chute des dents peuvent signer le manque de volonté, la difficulté, voire l'incapacité à passer à l'acte, à manifester notre désir. Et, à l'inverse, une volonté démesurée peut conduire à « s'y casser les dents ».

Alors que l'appétit, nous l'avons vu, correspond à la phase du désir, l'ingestion des aliments dans la bouche est celle du plaisir. Là, les aliments sont broyés, dilacérés par la mastication, malaxés par la langue et humidifiés par la salive. Les papilles gustatives, quant à elles, transmettent au cerveau les saveurs et les odeurs.

Physiologiquement, cette deuxième étape de la digestion est déterminante pour deux raisons :

– une bonne mastication permet une fragmentation correcte des aliments, ce qui allège le travail de l'estomac par la suite ;

– une bonne insalivation facilite l'action des autres sucs lors des étapes ultérieures.

C'est pourquoi de nombreux auteurs insistent particulièrement sur la nécessité d'une mastication suffisante notamment en cas de troubles digestifs. « L'action des dents est unique et indispensable. Une mauvaise mastication n'est pas rattrapable au cours de la digestion ultérieure (...)[1]. »

Au cours de cette mastication/insalivation se produit la première transformation chimique : l'enzyme contenue dans la salive (une amylase) amorce la dégradation de l'amidon qui se poursuivra ensuite dans l'estomac. Il est donc important, répétons-le, que les aliments soient suffisamment imprégnés de salive pour le bon déroulement des autres étapes.

Psychologiquement, mastiquer, c'est s'accorder du temps pour vivre, du temps pour soi. Avaler sans mâcher, « gloutonner », c'est se refuser ce temps du plaisir, c'est en quelque sorte s'absenter de l'expérience du plaisir. Sauter cette étape où l'on peut savourer les aliments est bien souvent l'un des effets du stress mais peut aussi être la marque d'un désintérêt ou d'une forme de saturation pour ce que nous vivons.

AVALER LA VIE

Une fois que le broyage des aliments insalivés est terminé, la déglutition fait pénétrer chaque bouchée dans l'œsophage. Dans ce canal d'environ 40 cm de long, une onde péristaltique va la faire progresser jusqu'à l'estomac.

1. Georges-Antoine Borel, *Comprendre son appareil digestif. Fonctions, troubles et maladies de la digestion*, Payot, coll. Médecine, Lausanne, 1994.

Il faut signaler que l'œsophage a besoin d'un temps de repos de 10 à 20 secondes entre deux ondes péristaltiques. Si cette pause n'est pas respectée, les mouvements de déglutition répétés, nécessaires pour « forcer le passage », vont provoquer une ingestion excessive d'air ce qui entraînera inévitablement gaz et ballonnements.

Sur le plan symbolique, cette phase de la digestion peut être mise en correspondance avec notre capacité à *incorporer* les expériences de la vie.

Si l'expérience à vivre, à digérer, est acceptable, compatible avec notre structure mentale, elle « passe » sans problème ; si, en revanche, on doit faire face à une situation « difficile à avaler », remettant profondément en cause nos valeurs, nos habitudes, nos attachements, notre sécurité, nos désirs, etc., le passage sera plus ou moins refusé. Cette situation nous restera alors « en travers de la gorge » et on ressentira une sensation d'étranglement, de « gorge nouée » ou, dans le cas d'une expérience traumatisante, on pourra même la « rendre », vomir.

D'autre part, pour pouvoir se dérouler dans les meilleures conditions, cette entrée dans le corps/esprit, cette *incorporation* des événements de notre vie doit se faire dans le respect de notre rythme propre. Ainsi, face à une expérience difficile, il est important de s'accorder tout le temps nécessaire pour l'« avaler », pour s'y adapter, pour l'accepter.

L'ATELIER DES TRANSFORMATIONS

À la sortie de l'œsophage, le tube digestif s'élargit pour former l'estomac, sorte de poche située sous le diaphragme. Ce réservoir d'une capacité de 1,5 litre environ est fermé à l'entrée et à la sortie par deux sphincters, le muscle du cardia et celui du pylore. Le cardia empêche le reflux dans l'œsophage. Le pylore quant à lui contrôle le passage des aliments vers l'intestin grêle en s'ouvrant seulement de 2 mm environ à chaque fois que l'estomac lui envoie une partie du bol alimentaire. Cette faible ouverture montre une nouvelle fois à quel point il est important de mâcher suffisamment pour ne pas augmenter la durée du travail dans l'estomac.

La paroi interne de l'estomac contient des dizaines de millions de cellules qui sécrètent des sucs (3 à 4 litres par jour) dont les principaux sont, d'une part, l'acide chlorhydrique, qui détruit les bactéries contenues dans les aliments, et d'autre part, la pepsine, enzyme qui transforme les protéines en acides aminés. Le mucus sécrété par la muqueuse de l'estomac la protège de ces sucs agressifs sauf en cas de troubles nerveux (stress par exemple) où ceux-ci peuvent provoquer un ulcère.

Pour mélanger le bol alimentaire aux sucs gastriques, la paroi musculaire de l'estomac effectue un travail de brassage et de malaxage qui, selon la nature des aliments, dure de 30 minutes à 2 heures. Ces contractions péristaltiques, au rythme de 3 par minute, poussent ensuite peu à peu le contenu vers le pylore.

Le rôle de l'estomac est donc à la fois de réaliser la dégradation chimique des aliments, de les stériliser et, de par sa capacité de dilatation, de servir de réservoir pour que l'acheminement vers l'intestin grêle se fasse progressivement.

Une particularité étonnante de l'estomac doit être signalée ici car elle montre une fois de plus la grande réactivité du tube digestif aux stimuli du monde extérieur : « Il a été démontré que chez un sujet qui a faim, les seules vue et olfaction d'aliments appétissants suffisent à stimuler la sécrétion et la motricité de l'estomac, *presque autant que la prise du repas*[1]. » C'est ce qu'on nomme la *phase céphalique* de la digestion. Ce phénomène s'explique par la présence de très nombreuses liaisons nerveuses entre le cerveau et l'estomac et, au-delà, par un fait avéré scientifiquement : le cerveau réagit de la même manière à une situation fictive qu'à une situation réelle. Ainsi la seule vue de photographies de plats appétissants déclenche non seulement la salivation mais aussi les mouvements péristaltiques de l'ensemble du tube digestif. De même, une forte émotion peut provoquer une hypersécrétion d'un des organes de la digestion ou au contraire un blocage de sa fonction. On comprend mieux pourquoi le fait de manger trop rapidement, dans de mauvaises conditions, une ambiance agressive, etc. amoindrit les capacités de digestion et peut être la cause de troubles plus ou moins graves à la longue.

Plusieurs expressions populaires manifestent les fonctions émotionnelles de l'estomac : « garder sur l'estomac », « avoir de l'estomac », « être estomaqué ».

On « garde sur l'estomac », on ne peut « pas digérer » ce qui est lourd, difficile, excessif... Il s'agit alors en

1. *Ibid.*, p. 51.

quelque sorte d'une incapacité à neutraliser, à assimiler une difficulté, une souffrance, voire d'une incompatibilité entre l'expérience à laquelle on est confronté et l'ego (ce qui rappelle ce qui a été dit précédemment au sujet de l'œsophage). Ce refus peut se manifester par des vomissements, des spasmes ou de l'anorexie.

« Avoir de l'estomac », c'est-à-dire de l'audace, du courage, signifie au contraire qu'on a la capacité d'affronter les difficultés, de « digérer » les revers, les échecs éventuels. « Avoir de l'estomac », c'est pouvoir stocker les expériences pour les étudier, les décrypter, les décomposer, les « ruminer » jusqu'à être prêt à les assimiler, les adapter à nos besoins. Cette attitude face à la vie implique une non-peur, une ouverture au monde, une maîtrise de ses propres émotions, tout au moins une certaine intimité avec elles.

L'estomac semble donc être fortement investi de la notion de pouvoir. Et cela est sans doute relié au fait que c'est un des lieux du corps où la sensation du vide ou du plein est nettement ressentie : avoir l'estomac plein donne le sentiment d'être en sécurité, résistant, de pouvoir faire face aux événements. À l'opposé, avoir l'estomac vide, c'est être fragile, à la merci des dangers.

ASSIMILER LA VIE

Acidifié par le suc gastrique, le bol alimentaire, devenu le chyme, provoque l'ouverture du pylore à la sortie de l'estomac et pénètre par petites fractions dans le duodénum. Cette première section de l'intestin grêle mesure environ 25 cm, et s'ouvre plus ou moins vite selon la qualité des aliments. C'est à partir de là que va s'effectuer la plus grande partie de la digestion et de l'absorption.

L'acide produit par l'estomac déclenche la production d'hormones intestinales. Celles-ci vont stimuler le foie et le pancréas qui déversent alors la bile et les sucs pancréatiques dans le duodénum par le cholédoque. Ces sécrétions alcalines ont deux rôles :

– neutraliser l'acidité produite par l'estomac,
– poursuivre le morcellement des aliments.

Le passage des aliments dans l'intestin grêle dure de 2 à 8 heures selon la nature des aliments.

Pour faciliter l'assimilation, le chyme est brassé afin de permettre un contact maximal entre les cellules intestinales et les nutriments qui sont alors filtrés pour être ou non absorbés par les microvillosités (minuscules rugosités) de la paroi et déversés dans la circulation sanguine et lymphatique. L'état de la paroi intestinale, d'une extrême finesse, est d'une importance capitale : toute défaillance signifie un passage important de toxines dans le sang et donc intoxication.

Au niveau émotionnel, la fonction de la première partie de l'intestin grêle, le duodénum, est très proche de celle de l'estomac : c'est le lieu de la transformation selon des règles précises, le lieu d'un travail besogneux, méthodique, soumis à des normes. Il emmagasine, il reçoit les sécrétions pour pouvoir continuer la transformation chimique des aliments, il gère l'énergie, la matière.

Les troubles de cette partie du tube digestif (comme ceux de l'estomac) correspondent souvent à des personnalités hyperactives, vivant essentiellement par et pour le travail et négligeant le plaisir. Cette attitude entraîne souvent un surmenage du pancréas et de la vésicule biliaire dont l'hypersécrétion manifeste à quel point ils sont sollicités pour participer à une transformation d'un monde vécu comme matière à transformer, à manipuler, à décomposer, à digérer...

Dans la suite de l'intestin grêle (le jéjunum et l'iléon), se fait l'assimilation c'est-à-dire la connexion entre le sang et les aliments. Un peu à l'image d'une passoire, cette partie du tube digestif trie entre «le bon et le mauvais», entre l'acceptable et l'inacceptable. Cette étape peut être vue comme la récolte des fruits du travail fait en amont mais aussi comme le lieu où le corps doit accepter la dualité (avantages/inconvénients). C'est le centre vital de la digestion dans lequel les expériences sont intégrées, incorporées, et l'inutile est rejeté.

Rappelons aussi que cette zone centrale du canal alimentaire correspond à ce que la tradition orientale nomme le *hara*, source de l'énergie, et que c'est par cette région que nous avons été nourris via le cordon ombilical dans le ventre de notre mère. Pour illustrer cet aspect, nous nous contenterons de citer ces mots extraits du célèbre livre de K. G. Dürckheim, *Hara, centre vital de l'homme*: «(...) au centre de gravité psychique correspond le centre de gravité du corps. C'est pourquoi il est impossible de trouver son centre intérieur sans avoir trouvé le centre de son corps. Mais où celui-ci se situe-t-il exactement? Dans la région ombilicale ou, plus précisément, légèrement au-dessous du nombril. Nous ne nous étonnerons donc pas d'apprendre que *Hara*, le concept du centre vital de l'homme, signifie littéralement *ventre..*» Ou: «L'homme qui a trouvé son centre a un jugement nuancé et serein. Il pèse ses mots et sait distinguer ce qui est important de ce qui ne l'est pas.» Ou encore: «La juste position du centre de gravité au milieu du corps révèle à l'homme la présence d'une *région de son corps* où son existence a virtuellement ses racines[1].»

L'intestin grêle, qui assume l'essentiel de la fonction d'assimilation, est donc le point d'enracinement de notre corps/esprit, la source de l'incarnation. C'est le point du contact le plus intime avec le monde «extérieur». Rappelons d'ailleurs que les mots intestin et intime ont la même racine étymologique, du mot latin signifiant intérieur.

Loin d'être un effet de langage, cette conception est une voie pour redonner tout leur sens aux troubles dits psychosomatiques de cette partie du tube digestif.

LE CÔLON: LE LIEU D'UNE REMARQUABLE ALCHIMIE

Tout ce qui n'est pas absorbé arrive dans le gros intestin, le côlon. La paroi de celui-ci est plus lisse que celle de l'intestin grêle et comporte des poches appelées haustrations. C'est à ce stade que vont se former les matières fécales et se dérouler l'essentiel de l'hydratation de l'organisme.

Le côlon mesure environ 1,5 mètre de long. Il est donc beaucoup moins long que l'intestin grêle, en revanche il est beaucoup plus large: de 3 à 5 cm de diamètre. Dans cette section du tube digestif en forme

1. Le Courrier du Livre, première édition en 1974, p. 19, 47, 126.

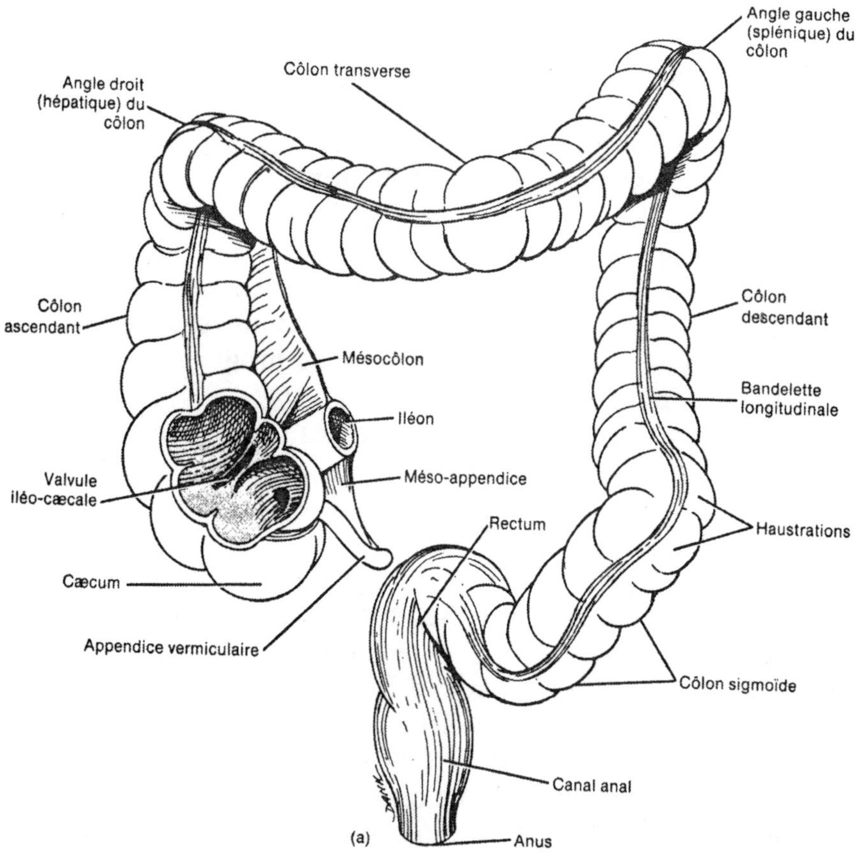

Schéma du côlon

de « u » à l'envers, on distingue 5 segments : le cæcum, le côlon ascendant, le côlon transverse, le côlon descendant, le côlon sigmoïde. Seul le côlon transverse est mobile, tous les autres segments sont fixes.

Le côlon s'abouche à l'intestin grêle par le cæcum, ou valvule iléo-cæcale. C'est à cet endroit que se situe le fameux appendice dont on nous prive chirurgicalement, aux alentours de l'adolescence pour la plupart d'entre nous, à cause d'une soudaine inflammation : l'appendicite.

Le côlon assume de nombreuses fonctions : absorber l'eau, finir la digestion des glucides contenus dans les fibres végétales, et celle des protéines, synthétiser certaines vitamines et assurer le processus progressif d'évacuation des selles.

Chaque jour il traite environ 1,5 litre de chyme contenant beaucoup d'eau et de sels minéraux mais aussi de l'amidon, des protéines, des sucres complexes notamment la cellulose non digestible par l'intestin grêle.

C'est l'absorption de l'eau (via celle du sel) qui transforme ce chyme en matières fécales moulées dans lesquelles se trouvent des bactéries (plusieurs milliards), des aliments non digérés et des cellules intestinales desquamées[1]. Le poids des selles est de 100 à 200 g par jour. Elles contiennent 70 à 80 % d'eau et notamment les restes des fibres alimentaires, qui constituent ce qu'on appelle le ballast, ce dernier étant essentiel à un transit harmonieux.

Les autres composants du chyme sont digérés dans le côlon par un processus très différent de celui qui a lieu dans l'intestin grêle : alors que celui-ci héberge très peu

1. Squames = lambeaux.

de bactéries du fait de l'acidité gastrique, ce sont au contraire les milliards de bactéries du côlon qui digèrent les substances non assimilées dans le grêle. Le gros intestin abrite en effet une flore intestinale constituée de 100 000 milliards de bactéries (soit 10 fois le nombre de cellules du corps tout entier).

S'il est avéré que chaque individu a une flore intestinale différente, celle-ci est néanmoins étonnamment stable dans sa composition et fait du côlon le lieu d'une remarquable alchimie. Ces bactéries sont en effet capables de synthétiser des vitamines et des nutriments essentiels à partir des déchets résiduels, qu'elles seules peuvent transformer.

Il existe en fait deux sortes de bactéries : les bactéries de fermentation et les bactéries de putréfaction. Les premières s'attaquent aux glucides et les secondes aux protéines.

Cet écosystème nous protège également des microbes, champignons et parasites potentiels, formant ainsi notre première barrière immunitaire. (Nous verrons plus loin comment le foie et les ganglions lymphatiques jouent pour certains auteurs le rôle d'une « ligne Maginot », véritable rempart filtrant le passage des bactéries pathogènes ayant réussi à traverser la paroi intestinale[1].)

L'activité motrice du côlon constitue un autre aspect très intéressant de cette section du tube digestif. Elle comporte trois types de contractions :

– une onde de contraction qui se propage environ 10 fois par minute à partir du côlon transverse et 4 fois

1. Marion Kaplan, Dr Alain Bondil, *Votre alimentation selon l'enseignement du Dr Kousmine, 90 recettes de santé*, éd. Robert Laffont, 1989, p. 52.

plus souvent vers l'amont que vers l'aval. Cette onde freine donc le passage pour favoriser le brassage qui a lieu dans le côlon ascendant et dans le cæcum où se produit la plus grande partie de la résorption de l'eau et de l'action des bactéries ;

– des contractions segmentaires qui fragmentent le contenu intestinal et donnent au côlon son aspect en accordéon ;

– des ondes propulsives qui surviennent 3 à 10 fois par jour au réveil ou après les repas. Chacune de ces contractions part du cæcum et pousse le contenu intestinal jusqu'au rectum au rythme de 9 cm par seconde.

Il faut souligner le lien entre les mouvements du côlon et la nature du chyme : « L'activité motrice du côlon est en relation étroite avec le contenu intestinal. Un régime riche en fibres augmente le ballast intestinal. Il favorise une défécation régulière en renforçant la propulsion des matières à travers le côlon. On a mesuré que le temps de passage colique est de 30 à 40 heures avec une alimentation riche en fibres, telle qu'elle existe par exemple en Afrique, alors qu'il est double – de 60 à 80 heures – avec l'alimentation actuellement standard dans les pays occidentaux. Cette stagnation des matières dans le côlon est nuisible car elle permet la formation par les bactéries intestinales de substances nocives qui jouent un rôle dans le développement du cancer du côlon[1]. »

Cette constatation nous amène vers le cœur du sujet de cet ouvrage : l'encrassement chronique du côlon entraîne inévitablement une auto-intoxication de l'organisme, qui elle-même est la source de nombreuses mala-

1. *Comprendre son appareil digestif*, déjà cité, p. 97.

dies. Nous y reviendrons plus amplement dans le chapitre suivant.

LE CÔLON : ASSUMER LES CONTRAINTES

Comme nous l'avons vu, le côlon forme les fèces qu'il expulse et redonne à la terre sous forme d'un engrais de premier choix (pour peu que l'alimentation et la digestion soient correctes).

L'évacuation des selles est un des moments de la digestion où l'organisme lâche, ne prend plus mais redonne. Cette nécessité de lâcher prise est un bel enseignement et là est peut-être le sens de cette mystérieuse réponse du Bouddha à la question de savoir ce qu'est un sage : « C'est quelqu'un dont le gros intestin fonctionne bien ! ». Car il s'agit bien de s'en remettre au fleuve de la vie, à l'alchimie du lâcher-prise et donc de se détacher quelque peu d'un ego tout puissant qui voudrait tout maîtriser.

Symboliquement, la fonction d'évacuation du côlon correspond en effet à l'acceptation du fait que le corps ne peut pas tout retenir, qu'il est nécessaire de rejeter les déchets, l'inutile. La fonction du côlon est un peu à l'image du nettoyage d'une maison après un festin : l'espace doit être propre pour pouvoir continuer à servir à la vie.

L'absence de lâcher prise est liée à nos attachements, à notre peur de l'inconnu, du flux de la vie, à notre refus des contraintes, de redonner, de participer simplement à un processus de transformations qui nous dépasse largement. Pourtant la vie dépend aussi de cette acceptation des tâches prétendument inutiles que notre côlon doit assumer pleinement pour que la « maison » puisse continuer à servir à la vie.

Bien des troubles intestinaux semblent en effet issus d'un stress, d'un contexte d'angoisses, certainement dus à un conflit avec cette contrainte de la vie, avec l'idée de lâcher, de perdre, d'accepter, de dire oui. Cet attachement à l'ego et le refus intime de se donner peuvent se traduire par une constipation. Mais si les règles morales obligent à donner (« il faut être généreux, ne pas être égoïste... »), cela peut générer par exemple des hémorroïdes. Dans un autre registre, si je suis ballonné, sans doute est-ce parce que mon environnement m'envahit, m'étouffe : la vie « me gonfle ».

Deux attitudes contestataires sont possibles face à un événement dérangeant, mais, dans les deux cas, ce refus des choses telles qu'elles sont conduit à une modification de la flore intestinale :

– Faire comme si ça n'existait pas : ce refus par attachement à une autre réalité génère tristesse, regrets et nostalgie. Cette forme d'inhibition est enracinée dans le désir d'un autre temps, dans le refus d'avancer. Il se traduit par de la constipation chronique qui consiste bien souvent à retenir ce qui dérange, par attachement à une idée de ce qui pourrait être. Ce cercle sans fin conduit à une forme d'enfermement générateur de pollution et d'auto-intoxication intestinale : on « broie du noir ».

– Lutter, s'opposer : dans ce cas le refus de l'événement génère réaction et colère. Le rejet de ce qui dérange suscite le désir de changer le monde, de le révolutionner. Évacuer ce qui dérange est le premier réflexe qui se manifeste chez le diarrhéique. Ce rejet de la vie conduit à un appauvrissement de la flore intestinale, à une fuite d'électrolytes (déminéralisation) et à une inflammation du gros intestin (colite). Dans ce cas, on parle même de « côlon irritable » ! C'est la porte ouverte aux mycoses et autres terrains d'allergies ou d'« hypersensibilités ».

C'est donc au côlon qu'il incombe de parachever le processus de la digestion. Mais il ne pourrait assumer cette tâche « ingrate » sans les innombrables bactéries qui le colonisent. Cet écosystème d'une extrême complexité est cependant à la merci de nos déséquilibres non seulement alimentaires mais aussi émotionnels. Ainsi il est avéré qu'« un changement brutal d'alimentation ou d'environnement (hospitalisation en particulier), voire un stress émotionnel peuvent favoriser une rupture de l'écosystème intestinal[1] ». Nous y reviendrons dans le chapitre suivant, mais soulignons ici que cette présence des bactéries dans notre intestin est très significative de cette nécessaire ouverture au monde pour y vivre relativement en paix.

(Voir tableau récapitulatif page suivante.)

1. *Flore et écosystème intestinal*, éditions scientifiques des laboratoires Biocodex, 1984.

Les étapes du processus digestif et leurs correspondances émotionnelles

1. Phase céphalique

• **Appétit** (en général) **Phase du désir**	• Désir de vivre bien sûr mais aussi respect de soi, de son propre corps : je le soigne, l'entretiens, etc.
• **Appétit** pour certaines saveurs :	• Besoin des propriétés énergétiques et symboliques de ces saveurs :
Attrait pour le sucré	Recherche de douceur, désir d'osmose, de se fondre dans un univers rassurant, besoin de sécurité (même au risque d'être déstructuré)
Attrait pour le salé	Rigueur, force volontaire (au risque du dessèchement), besoin de se confronter aux contraintes structurantes qui font grandir
Attrait pour l'amertume	Goût pour les situations déstabilisantes (qui remettent en question), pour les « terres inconnues » (au risque de souffrir)
Attrait pour l'acidité	Aisance face aux personnes trop directes, voire agressives, qui obligent à s'affirmer
Attrait pour les épices	Confiance en soi, désinhibition, non-peur face aux aliments qui stimulent l'énergie sexuelle

2. La bouche et l'œsophage

• **Ingestion** Phase du plaisir (passage à l'acte) Deux fonctions : - mastiquer, - insaliver.	• Mastiquer correctement = savourer, s'accorder le temps de vivre, le temps du plaisir, celui de percevoir/recevoir les saveurs, leur accorder de l'attention ; c'est être vigilant pour préparer le travail des étapes suivantes, c'est épargner son estomac • Gloutonner, au contraire = se refuser ce temps, ce plaisir, à cause du stress mais aussi par désintérêt, par saturation face à la vie quotidienne (ennui, dépression) ; c'est obliger l'estomac à prendre en charge le travail non accompli, c'est refouler les contraintes dans l'inconscient
• **Déglutition** Entrée dans la phase inconsciente du processus digestif	• Respect du rythme imposé par les ondes péristaltiques : ne pas « forcer le passage ». • Capacité à *incorporer* les expériences de la vie : – est-ce facile/difficile à avaler ? – quel temps dois-je m'accorder pour « avaler » ce qui me dérange profondément ?

3. L'estomac et le duodénum

• « L'atelier des transformations »	• De nombreuses expressions traduisent la forte charge émotionnelle dont est chargé cet organe : « garder sur l'estomac », « ne pas digérer », mais aussi « avoir de l'estomac », « être estomaqué », etc. Les troubles de l'estomac manifestent nos incapacités à stocker les expériences pour les étudier, les décrypter, les décomposer. • Notion de pouvoir liée au sentiment de satiété : si j'ai l'estomac plein, je me sens en sécurité, sinon, je suis fragile, à la merci des dangers.
• Les sécrétions biliaires et pancréatiques dans la première partie de l'intestin grêle	• Poursuite du travail méthodique, besogneux, commencé dans l'estomac : les troubles de cette zone correspondent souvent à des personnalités hyperactives vivant par et pour le travail, et négligeant le plaisir. • Surmenage du pancréas et de la vésicule biliaire : le monde est vécu comme matière à transformer, à digérer...

4. L'intestin grêle (jéjunum et iléon)

• **L'assimilation** - Point d'enracinement de notre corps/esprit - Source de l'incarnation - Point de contact le plus intime avec le monde « extérieur »	• Idée de la récolte : tri entre le « bon et le mauvais », entre l'acceptable et l'inacceptable, entre ce qui est important et ce qui ne l'est pas, entre l'utile et l'inutile. • Lieu du corps où l'idée de la dualité (avantages/inconvénients) doit être acceptée, assimilée

5. Le côlon (ou « gros intestin »)

• **Une merveilleuse alchimie : en symbiose avec 100 000 milliards de bactéries**	• Assumer les contraintes : redonner, s'en remettre au fleuve de la vie, lâcher prise, se détacher d'un ego tout puissant qui voudrait tout maîtriser, accepter que le corps ne peut/doit pas tout retenir, qu'il est nécessaire de rejeter l'inutile : il faut nettoyer la maison après le festin pour qu'elle puisse continuer à servir à la vie. Accepter de participer à un processus de transformations qui nous dépasse largement • Notion d'équilibre de la flore intestinale qui reflète notre attitude face aux contraintes : nier (constipation), lutter (diarrhée, côlon « irritable »).

LA MORT COMMENCE DANS LE CÔLON

« (...) plus la constipation est fréquente, plus les affections cardio-vasculaires sont fréquentes et plus les cancers de tout type sont fréquents. »

Dr Georges Monnier-Shraer
La santé par l'hygiène intestinale[1]

« La mort commence dans le côlon », cette affirmation peut *a priori* paraître excessive, voire caricaturale, et pourtant c'est la constatation à laquelle était parvenu le Dr Roy W. De Welles. Ce médecin américain spécialiste du côlon utilisa même cette phrase comme titre de la conférence qu'il organisa en 1977 à la *Royal Society of Medicine* pendant laquelle des chirurgiens et médecins spécialisés tentèrent de faire le point des connaissances sur les substances parfois hautement toxiques fabriquées par les bactéries lorsque le côlon est « encrassé ».

À l'instar du Dr De Welles, de nombreux spécialistes ont eux aussi constaté les graves conséquences de

1. Sous-titre *Prévenir vaut mieux que guérir*, éditions Trois Fontaines, 1992, p. 75.

l'encrassement du côlon sur la santé. L'un d'entre eux, le Dr Irons, médecin californien, mena pendant plus de 40 ans des recherches qui l'amenèrent à déclarer avec un certain humour : « Des individus possèdent toujours en eux un peu de la dinde ou des beignets bien gras mangés chez grand-mère voici 10 ans (...). Ils ne soupçonnent pas qu'ils se décomposent peu à peu de l'intérieur. S'ils avaient l'occasion de respirer quelques fragments des déchets adhérant à leur côlon, ils réaliseraient combien les odeurs de vieilles poubelles sont douces en comparaison ! [1] »

Par cette note d'humour caustique, le Dr Irons voulait faire prendre conscience que ce viscère bien souvent méprisé peut devenir une source d'empoisonnement. Le côlon est en effet le siège d'une intense activité bactérienne dont les déséquilibres peuvent avoir des conséquences désastreuses sur l'ensemble de l'organisme.

Dans ce chapitre, nous allons commencer par revenir en détail sur le côlon – dans son état idéal –, sans oublier cependant que sa complexité est loin d'être élucidée, à tel point que certains n'hésitent pas à le considérer comme un organe lymphoïde (c'est-à-dire participant étroitement aux processus d'immunité de l'organisme) ou même comme une sorte de second cerveau – de par l'immense richesse de son système d'innervation.

Quoi qu'il en soit, parce que le côlon est le lieu de transformations essentielles (absorption de l'eau, fin de la digestion des glucides et des protéines, production de vitamines importantes), tout dysfonctionnement chronique de cette partie de notre tube digestif est facteur de

1. Cité par Daniel Kieffer dans *L'homme empoisonné*, p. 114.

maladie. D'autre part, de l'état de sa fine paroi dépend aussi notre santé. C'est ce que nous verrons dans un second temps.

ANATOMIE DU CÔLON

Le côlon, rappelons-le, mesure « seulement » 1,50 m environ. Cela paraît très peu à côté des 5 à 8 m de l'intestin grêle. En revanche, il est beaucoup plus large : de 7 à 8 cm de diamètre à son orifice, il diminue peu à peu jusqu'à ne plus mesurer que 3 à 5 cm en moyenne dans sa partie terminale. Notons toutefois que sa longueur et son diamètre peuvent subir de grandes variations d'une personne à l'autre.

Son orifice d'entrée est constitué par la valvule iléocæcale dont le rôle est d'empêcher le chyme de refluer dans l'intestin grêle. Le côlon se compose ensuite, nous l'avons vu, de 6 segments :

– le cæcum qui a la forme d'un sac de 6 cm de long, ouvert vers le haut et pendant sous la valvule iléocæcale,

– le côlon ascendant (de 8 à 15 cm de haut),

– le côlon transverse (en moyenne 50 cm),

– le côlon descendant (en moyenne 12 cm),

– le côlon iléopelvien dit sigmoïde du fait de sa forme en boucle, en « sigma » (de 15 à 80 cm selon les individus),

– le rectum (12 à 15 cm) qui s'ouvre sur l'orifice anal.

LA PAROI DU CÔLON : UNE BARRIÈRE FINE ET DÉLICATE

Comme pour le reste du tube digestif, la paroi du côlon est constituée de plusieurs couches : (de l'intérieur vers l'extérieur) la muqueuse, la sous-muqueuse, la musculeuse et la séreuse.

La muqueuse est recouverte d'un tissu, l'épithélium, qui renferme de nombreuses cellules spécialisées. Les unes absorbent l'eau, les autres sécrètent le mucus lubrifiant.

La musculeuse, composée de muscles longitudinaux et circulaires, forme par ses contractions des poches appelées haustrations. Ce sont elles qui donnent au côlon son aspect bosselé.

Il est surtout à retenir que seule la muqueuse, pourtant d'une extrême finesse (25 millièmes de mm), sépare le contenu des intestins des capillaires sanguins et lymphatiques. Sachant que le sang doit toujours rester aseptique (sans germes), l'étanchéité de cette paroi apparaît donc comme une des conditions fondamentales d'une bonne santé. Pour s'en convaincre, il suffit de savoir que la plus petite perforation du gros intestin déclenche immédiatement une septicémie. Les paroles du Dr Kousmine sont elles aussi éloquentes : « Lorsque la fine membrane de l'intestin a une structure normale, nous sommes suffisamment protégés contre la résorption éventuelle de microbes et de toxines, mais lorsque nous nous alimentons mal, cette membrane délicate devient anormalement poreuse et laisse passer à foison bactéries et poisons [1]. »

1. Dr Catherine Kousmine, *Soyez bien dans votre assiette jusqu'à 80 ans et plus*, éd. Tchou, coll. Le corps à vivre, 1980, p. 78.

Pour préserver la paroi, quatre phénomènes se conjuguent :

– Ses cellules épithéliales se renouvellent toutes les 48 heures (le côlon est ainsi un des organes qui se renouvellent le plus vite).

– Les mouvements péristaltiques qui propulsent le contenu intestinal contribuent grandement au contrôle des déséquilibres bactériens pouvant agresser la paroi.

– De par son effet de barrière, la flore intestinale empêche toute agression microbienne.

– Les acides gras essentiels apportés par une alimentation équilibrée assurent la souplesse et donc l'étanchéité de la muqueuse.

LES MOUVEMENTS PÉRISTALTIQUES

En comparaison avec celle des autres parties du tube digestif, l'activité motrice du côlon est réduite afin de permettre la résorption de l'eau et le stockage des matières.

Le transit se fait grâce au mucus lubrifiant et aux mouvements péristaltiques :

– Dans le cæcum, ces mouvements effectuent un brassage du contenu.

– Dans le côlon ascendant et la moitié du transverse, l'activité motrice est différente : d'une part, des contractions segmentaires pressent fortement le contenu pour favoriser les échanges entre la muqueuse et le bol ; d'autre part, de courts mouvements propulsifs font avancer ce dernier.

– À partir de la partie gauche du transverse, ces mouvements propulsifs sont beaucoup plus puissants, mais rares et intermittents. Ils ne se produisent que 3 à 10 fois par jour, généralement après les repas. Ils font avancer le contenu sur plusieurs centimètres en quelques secondes.

Il est fondamental que le côlon reste tonique pour pouvoir continuer à propulser les déchets efficacement vers la sortie et donc éviter les longues immobilisations de matières fécales, sources potentielles d'infection.

Il faut savoir que la régulation de la motricité du côlon dépend de plusieurs facteurs. Parmi eux : le volume du bol fécal (plus il est important, plus les mouvements propulsifs sont fréquents et puissants) et le système nerveux autonome.

L'ÉCOSYSTÈME INTESTINAL

Le côlon abrite une flore intestinale de 100 000 (10^{14}) milliards de bactéries c'est-à-dire 10 fois plus que de cellules dans la totalité du corps. Le rôle essentiel de ces « lointains ancêtres toujours vivants (qui) prolifèrent en symbiose avec nous dans notre gros intestin [1] » est d'achever la décomposition de ce qui reste du bol alimentaire (les fibres végétales et l'amidon). Mais cette flore a une autre fonction importante : elle fabrique deux types de vitamines, B et K, que notre organisme ne peut pas trouver directement dans les aliments. Les bactéries ont également un important rôle de défense et détruisent les germes pathologiques.

1. *Comprendre son appareil digestif. Fonctions, troubles et maladies de la digestion*, déjà cité, p. 26.

Pour compléter cette description des étonnantes fonctions de l'écosystème intestinal, nous reprenons ce qu'en dit Daniel Kieffer dans son ouvrage intitulé *L'homme empoisonné* :

« - l'activité métabolique antitoxique de la flore intestinale saine est potentiellement équivalente à celle du foie. (...);

– mécaniquement, la flore augmente le volume des compartiments digestifs, donc les surfaces absorbantes de la muqueuse intestinale;

– elle augmente aussi la taille des villosités intestinales et des cryptes glandulaires locales;

– elle assure le renouvellement correct des cellules de bordure (des villosités);

– la flore intestinale synthétise la vitamine K (antihémorragique) et la vitamine B12 (anti-anémique);

– elle pourrait, selon certains auteurs, synthétiser beaucoup d'autres vitamines, notamment du groupe B, ainsi que des acides aminés (...);

– la flore neutralise les sécrétions endogènes : les acides biliaires y sont déconjugués, oxydés et déhydroxylés; le cholestérol, les hormones stéroïdiennes, l'urée, l'ammoniaque y sont recyclés et traités (...). »

L'essentiel de l'absorption de l'eau et de l'action des bactéries se déroule dans le cæcum, dans le côlon ascendant et dans la première moitié du transverse. C'est là que la flore de fermentation attaque les résidus glucidiques (amidon et cellulose). Il en résulte notamment la formation d'acides qui, libérés dans le côlon, vont accélérer le transit.

Dans les segments suivants, la flore de putréfaction attaque les résidus protidiques. Il en résulte la formation d'amines toxiques, d'acides, d'alcools, mais surtout d'ammoniaque qui diffuse à travers la paroi.

À l'état normal, l'écosystème intestinal est un modèle d'équilibre entre les bactéries vivant en symbiose dans l'intestin, celles provenant de l'alimentation et cet intestin lui-même.

Toute modification des uns ou des autres acteurs de cet écosystème est susceptible de perturber le fonctionnement de l'ensemble, avec les conséquences physiologiques qui en découlent. La santé dépend donc de cet équilibre.

FRÉQUENCE ET QUALITÉ DE L'ÉVACUATION

Certains auteurs prétendent que deux selles quotidiennes sont l'expression d'un bon fonctionnement colique. En fait, « seulement 40 % des hommes et 33 % des femmes y vont réellement une fois par jour (...). Dans la majorité des cas, les habitudes d'évacuation sont irrégulières, surtout chez les jeunes femmes. Environ 10 % des femmes et 3 % des hommes ne vont à la selle que 2 ou 3 fois par semaine (...). Fixer la limite entre ce qui est et n'est pas normal est difficile. Certains médecins considèrent comme normales toutes les habitudes d'évacuation qui ne sont liées à aucune gêne[1] ».

Il semble donc aventureux de chercher à déterminer des normes dans ce domaine. De toute façon, la fré-

1. *Problèmes intestinaux*, Dr Kenneth H. Heaton, Marabout, coll. Guide de médecine familiale, 1999.

quence d'évacuation ne suffit pas à définir un profil sain : « L'aspect des selles donne une meilleure indication de leur durée de séjour dans le côlon que la fréquence d'évacuation [1]. »

Une selle normale doit avoir la forme d'une saucisse épaisse de 4 cm et longue de 15 à 20 cm. Elle est de couleur brune, d'odeur discrète et pèse de 100 à 150 g dont 75 % d'eau. Elle ne devrait pas salir l'anus au passage.

Elle est formée principalement :

– de la desquamation de l'épithélium intestinal,

– d'une masse plus ou moins importante de bactéries (10 à 35 % du poids sec des selles),

– de substances dont l'organisme se débarrasse par la bile, par le suc pancréatique et par l'excrétion de toxines à travers la muqueuse intestinale.

Elle contient en outre des fibres végétales formées de cellulose très résistante à l'action des bactéries.

LE « PSYCHOPÉRISTALTISME » DU CÔLON

Les mouvements péristaltiques de l'intestin sont entièrement inconscients et dépendent du système neurovégétatif (SNV). Celui-ci gère le fonctionnement de tous nos organes ainsi que le tonus musculaire ou encore les mouvements cardio-respiratoires. Les glandes qui sécrètent les sucs digestifs (glandes salivaires,

1. *Ibid.*

sécrétions gastriques, foie, pancréas) sont également sous la dépendance du SNV.

Cette étroite relation entre les systèmes digestif et nerveux explique pourquoi les stress sont souvent responsables de nombreux troubles. De fait, le fonctionnement des viscères – de même que celui des muscles – est très sensible à nos émotions. Ainsi, un individu détendu, équilibré, calme, joyeux, patient présente un déroulement harmonieux des fonctions digestives. « Un sage est quelqu'un dont le gros intestin fonctionne bien », aurait dit le Bouddha. L'attitude de non-peur se traduit corporellement par une masse abdominale détendue, sur laquelle le stress a donc peu de prises.

Dans le même ordre d'idées, le psychanalyste Wilhelm Reich a mené des recherches pour prouver que nos refoulements émotionnels sont inscrits dans le corps, au point d'être à l'origine de ce qu'il appelait « l'armure musculaire », véritable tension chronique des muscles dans laquelle l'individu serait prisonnier. Pour lui, nos muscles ainsi que nos viscères sont le miroir de notre état psychique profond.

Reprenant les travaux de Reich, la psychologue Gerda Boyesen a montré que le canal alimentaire est aussi un canal émotionnel : « Le canal alimentaire est le principal conducteur ainsi que le principal endroit de stockage des impulsions réprimées et des impulsions instinctives. (...) Nous contractons nos intestins lorsque nous sommes effrayés, lorsque nous sommes dans d'autres états émotionnels, et en hyperactivité. À l'opposé, lorsque nous nous relaxons, nous relaxons nos intestins et le travail digestif peut commencer (...). Si nous sommes en bonne santé et sans conflit, nous déchargeons aussi le surplus d'énergie et de tension dans ce processus de relaxation[1]. »

Nous reviendrons plus loin sur l'importance de ce processus, que Gerda Boyesen appelle « psychopéristaltisme », et qui fait du côlon un puissant régulateur des stress.

DES TROUBLES AUX MALADIES

Divisé en sections spécialisées, tapissé d'une muqueuse d'une incroyable finesse, sans cesse en mouvements du fait d'une activité péristaltique multiforme, habité – colonisé – par une flore dont les équilibres restent en grande partie encore mystérieux, enfin miroir de nos émotions, le côlon apparaît, nous venons de le voir, comme un viscère beaucoup plus complexe qu'on ne le croit en général. Comme tout ce qui est complexe, c'est donc un organe sensible à toute variation majeure et qui mérite de ce fait attention et soins.

Sans pour autant tomber dans une fixation obsessionnelle névrotique, il s'agit simplement de comprendre que notre mode de vie – dans toutes ses composantes (alimentation, hygiène, attitudes, émotions, etc.) – doit aussi tenir compte de cette partie de notre corps, lui porter un regard différent, sous peine d'être obligés par la maladie de réaliser son existence. « Ce que nous n'apprenons pas par la sagesse, nous l'apprenons par le malheur. »

1. « Biodynamic theory of neurosis », *Journal of biodynamic psychology*, n° 1, printemps 1980, p. 57. Traduit dans *L'hydrothérapie du côlon*, J. Mignot, ouvrage cité.

« La mort commence dans le côlon », c'est par cette fameuse phrase que nous avons entamé ce chapitre avec l'objectif de montrer que les déséquilibres de ce viscère entraînent bien plus de conséquences qu'on ne le pense en général. Les plus graves pathologies du côlon ont en effet des symptômes d'appel souvent perçus comme anodins tels que la constipation ou au contraire des diarrhées, ou encore la colite spasmodique, le météorisme, les ballonnements, etc. Ces troubles peuvent résulter d'une alimentation déséquilibrée, d'une mauvaise hygiène de vie, mais peuvent aussi être, nous l'avons dit dans le précédent chapitre, des réponses « personnalisées » aux situations difficiles de la vie. L'étroite interaction entre le système nerveux et les fonctions viscérales fait de ces dernières un lieu privilégié pour exprimer ce qui en nous reste le plus souvent en deçà des mots. On sait par exemple que « la dépression peut se traduire par des symptômes (...) digestifs, parfois au premier plan des plaintes des patients. Cette *somatisation* de la dépression s'observe surtout chez les patients qui refoulent leurs sentiments dépressifs, refusant de se laisser aller à la mélancolie et à l'apathie qui caractérisent la maladie[1] ».

Quoi qu'il en soit, pour tous les praticiens de naturopathie, le côlon est l'un des émonctoires (organes d'élimination) essentiels à la normalisation des échanges métaboliques vitaux. C'est pour cette raison que les troubles coliques doivent toujours être considérés avec sérieux : ils peuvent être des signes de déséquilibres importants qui à la longue aboutissent à la maladie.

1. *Comprendre son appareil digestif. Fonctions, troubles et maladies de la digestion*, p. 67, ouvrage cité.

Dans son ouvrage au titre évocateur, *L'homme empoisonné*, le naturopathe Daniel Kieffer a rassemblé les témoignages de nombreux médecins ayant constaté que la toxémie intestinale était le point commun de maladies pourtant différentes. En voici quelques exemples :

« Le Dr Lane affirme que les phénomènes d'auto-intoxication colique sont à l'origine des maladies gynécologiques infectieuses ou inflammatoires, et qu'il en va de même pour les sphères broncho-pulmonaire, dermatologique, urinaire, ostéo-articulaire et même neuropsychique. (...) Hertz affirme qu'une immunité normale n'est jamais observée chez celui ou celle souffrant ou ayant souffert de constipation chronique. (...) Le Dr William Hunter souligne que de longues années peuvent s'écouler avant que des troubles apparaissent, car c'est le foie qui prend le relais des fonctions antitoxiques de l'intestin dépassé (...). »

Quant au Dr Irons, naturopathe, spécialiste des problèmes intestinaux, évoqué au premier chapitre, il disait sans ambiguïté : « Qu'une personne souffre d'une affection légère comme un rhume, un mal de tête, de la fièvre ou qu'elle soit affectée d'une maladie grave comme le cancer, l'arthrite ou le diabète, le côlon n'est presque jamais mentionné ni pris en considération. Pourtant, aussi curieux que cela puisse paraître, l'état de santé est toujours, d'une manière ou d'une autre, influencé par un côlon malade ; ce dernier peut être la cause directe ou indirecte de n'importe quel trouble de santé. À mon avis, il n'existe qu'une seule maladie : l'auto-intoxication, le corps s'empoisonnant lui-même. Ce sont les déchets répandus dans notre organisme qui le tuent. Si vous ne nettoyez pas votre côlon, vous ne serez jamais en bonne santé[1]. »

L'ENCRASSEMENT DU CÔLON

Un dessin étant toujours beaucoup plus parlant qu'un long alignement de mots, voici un schéma représentant de façon simplifiée à quoi ressemble la lumière[2] d'un côlon intoxiqué :

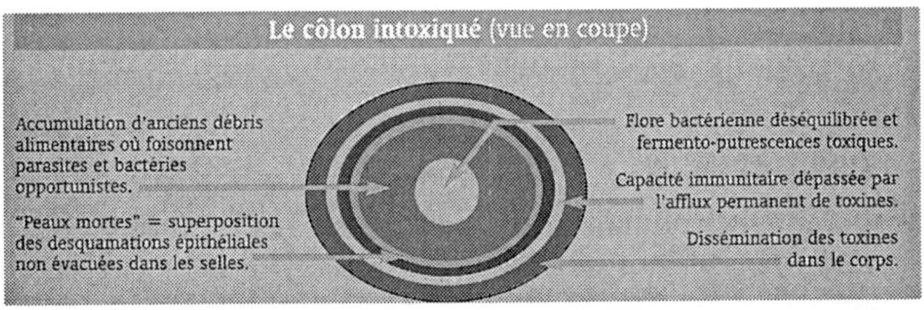
Le côlon intoxiqué (vue en coupe)
Accumulation d'anciens débris alimentaires où foisonnent parasites et bactéries opportunistes.
"Peaux mortes" = superposition des desquamations épithéliales non évacuées dans les selles.
Flore bactérienne déséquilibrée et fermento-putrescences toxiques.
Capacité immunitaire dépassée par l'afflux permanent de toxines.
Dissémination des toxines dans le corps.

Le côlon intoxiqué

Certes très simplifié, ce schéma a cependant l'avantage de mettre en évidence les deux phénomènes responsables de l'auto-intoxication d'origine intestinale :

– l'accumulation de matières dans les replis de la muqueuse du côlon,

– la stagnation des cellules mortes qui normalement sont évacuées quotidiennement dans les selles.

1. Cité par le Dr Tal Schaller dans son livre, *Hygiène intestinale*, déjà cité.

2. On appelle « lumière » l'espace à l'intérieur de tout canal creux du corps. La lumière intestinale est donc l'espace dans lequel transite le bol fécal.

Pour illustrer le propos, citons encore le docteur Irons, qui à la suite de nombreuses hydrothérapies du côlon avait constaté que « les dépôts de matières fécales peuvent atteindre 5 à 7 cm d'épaisseur et avoir la consistance d'un pneu ! ».

Quant aux desquamations de l'épithélium intestinal (rappelons que l'intestin fait peau neuve toutes les 48 heures), après des années de troubles intestinaux chroniques, elles se sont superposées en couches successives pour former de véritables « peaux mortes » souvent longues de plusieurs mètres. Formidable aubaine pour les bactéries, champignons et parasites qui y trouvent les conditions optimales de leur prolifération.

Quelles que soient les causes de ces phénomènes, il est important de comprendre que ces stagnations dans le gros intestin ne peuvent que le rendre atone, « paresseux », ce qui aggrave encore le processus d'encrassement car les mouvements péristaltiques sont l'un des facteurs d'auto-nettoyage de la lumière intestinale. Et, malgré des épisodes diarrhéiques, tentatives du corps pour évacuer ces stagnations, une constipation chronique s'installe.

On assiste alors à une sorte de cercle infernal face auquel certains vont systématiquement recourir aux laxatifs. Cette solution n'est pourtant pas dépourvue de conséquences néfastes. Il est en effet prouvé que ces médicaments agressent la paroi du côlon pour le forcer à fonctionner, ce qui l'affaiblit et le rend encore plus « paresseux ». On aboutit ainsi à une dépendance aux laxatifs appelée « maladie des laxatifs », véritable toxicomanie se traduisant par une grave altération de l'état général et un amaigrissement.

LA DÉGRADATION DU TERRAIN

Sans aller jusqu'à accuser le côlon encrassé d'être l'unique source de toutes les maladies, il faut cependant insister sur le fait qu'il participe très activement à la dégradation du « terrain ». C'est ce que nous allons chercher à démontrer maintenant.

Lorsque l'intestin fonctionne bien, l'assimilation se fait sans retard, sans excès de fermentation ni de putréfaction. Mais que se passe-t-il lorsque le côlon présente un haut degré d'encrassement ? Les déchets déposés au fil du temps sur la paroi intestinale « peuvent à la longue empêcher l'absorption et la pénétration dans l'organisme des vitamines et des sels minéraux. Les troubles intestinaux chroniques peuvent ainsi être à l'origine d'une carence nutritionnelle, indépendamment de la qualité de la nourriture, ou de la quantité de vitamines absorbées [1] ».

Une autre conséquence est l'irritation de la paroi, ce qui entraîne une inflammation et des spasmes. Cet état va encore perturber le transit et aggraver les carences nutritionnelles.

Mais plus grave encore : les toxines produites par les putréfactions intestinales gagnent par la voie sanguine d'abord les organes voisins. (Ce qui explique pourquoi les infections de la sphère gynéco-urinaire par exemple peuvent trouver leur origine dans une constipation chronique.) Puis peu à peu ce phénomène se répand dans l'ensemble de l'organisme : « La conséquence la plus grave des troubles intestinaux chroniques est sans

1. Dr Irons.

doute l'empoisonnement toxinique, lié au développement de germes pathogènes. Il se produit une véritable auto-intoxication [1]. »

Déficit nutritionnel, auto-intoxication, voici les deux causes principales du vieillissement prématuré des cellules. Non seulement celles-ci ne reçoivent plus les nutriments dont elles ont besoin, mais en plus elles ne peuvent plus éliminer leurs toxines. Et pourtant, comme le disait le chirurgien et physiologiste Alexis Carrel, Prix Nobel de médecine en 1912 : « La cellule est immortelle. C'est tout simplement le liquide dans lequel elle baigne qui dégénère. Renouvelez ce liquide régulièrement, apportez-y de quoi se nourrir à la cellule, et – aussi loin qu'on le sait – la pulsation de la vie peut se prolonger indéfiniment [2]. »

QUAND LA PULSATION DE VIE EST COMPROMISE

Ces constatations renvoient irrésistiblement au titre de ce chapitre : comment imaginer en effet que cet empoisonnement ne puisse pas générer de graves maladies ? De fait, la plupart des ouvrages sur le sujet confirment cette idée. Ainsi le Dr Tal-Schaller a-t-il rapporté les résultats de travaux américains montrant le lien entre le cancer du sein et la constipation : « Près de 25 % des femmes constipées (c'est-à-dire allant à la selle deux fois par semaine ou moins) présentaient des

1. Dr Besson, dans *La méthode Kousmine*, éd. Jouvence, 1989, déjà cité.
2. Cité par le Dr Monnier-Shraer dans son ouvrage *La santé par l'hygiène intestinale*, déjà cité.

cellules anormales au sein alors que 5 % seulement de celles qui allaient à la selle une fois par jour se trouvaient atteintes. (...) Ils [les auteurs de cette recherche] avancent l'hypothèse selon laquelle les bactéries intestinales transformeraient certaines substances alimentaires en substances cancérigènes qui passent dans le sang et peuvent rendre cancéreuses les cellules normales du sein. Ces bactéries produisent en outre des œstrogènes (hormones femelles) qui peuvent être réabsorbées, surtout chez la femme constipée, et stimuler la croissance des cellules cancéreuses[1]. »

Le Dr Besson, ardent propagateur de la méthode Kousmine, évoque souvent dans ses ouvrages les conséquences des déséquilibres de la flore intestinale : « Certaines bactéries produisent des ferments capables de modifier les sels biliaires et de les transformer en dérivés cancérigènes[2]. »

Dans son livre sur l'hygiène intestinale[3], le docteur Monnier-Shraer écrit : « La santé d'un organisme est étroitement liée à la qualité de son système d'élimination des toxines et des déchets : le côlon au premier rang ; inversement, toute perturbation colique entrave la bonne élimination des toxines et des déchets ; elle est responsable d'affections multiples, générales, bien souvent inattendues. (...) Un côlon encombré, encrassé, sera le siège d'un déséquilibre de sa flore. La proportion de bactéries Escherichia coli, minoritaires à l'état normal (15 %), devient alors majoritaire (85 %), au détri-

1. Dr Christian Tal-Schaller, *Hygiène intestinale. Retrouvez la santé avec un côlon dépollué*, Suisse, éd. Vivez Soleil, 1998.

2. Préface au livre de Josiane Mignot, *L'hydrothérapie du côlon*, déjà cité.

3. Déjà cité (voir épigraphe).

ment de l'acidophilus qui devient alors minoritaire. » Et il ajoute : « ...certains agents agressifs sur la flore intestinale (excès de viande, café, chocolat, antibiotiques, tabac, etc.)... induisent un pH alcalin dans le côlon, qui favorise le développement d'Escherichia coli, responsable de ballonnements, météorismes, flatulences, traduisant la fermentation locale excessive qui engendrera l'intoxication ».

Quant au célèbre naturopathe suisse, Christopher Vasey, il parle lui aussi dans son *Manuel de détoxication* de cet effet d'auto-empoisonnement : « ...les caractéristiques du milieu intestinal se modifient lors des fermentations et putréfactions, et provoquent la mutation des micro-organismes bénéfiques de la flore intestinale en microbes agressifs qui vont coloniser et infester les organes voisins [1] ».

On le voit, tous les spécialistes s'accordent autour d'un constat : l'engorgement du côlon est source de nombreuses maladies touchant parfois des zones sans lien apparent avec lui. Il semble donc que, suivant le vieil adage selon lequel « mieux vaut prévenir que guérir », la plus élémentaire démarche d'hygiène consiste à pratiquer régulièrement des nettoyages du côlon, surtout après des excès de table.

NETTOYER SES INTESTINS, POURQUOI PAS ?

Malgré toutes ces recherches et publications, l'impor-

1. Éditions Jouvence, Suisse, 1990, p. 33.

tance de l'hygiène du côlon reste encore largement méconnue. Plusieurs raisons peuvent expliquer cette situation. Pour commencer : l'attitude de la médecine officielle qui – malgré ses indéniables qualités – est trop souvent dans une démarche d'urgence, apparemment moins soucieuse des causes profondes des maladies que de leurs symptômes. En d'autres termes, les médicaments traitent beaucoup plus rarement les causes que les effets. Et les problèmes intestinaux (qui touchent une personne sur cinq à un moment ou à un autre de sa vie) n'échappent pas à cette situation. Ce qui d'ailleurs aggrave souvent le bilan car, l'intestin étant l'un des principaux émonctoires, son travail d'élimination des toxines peut être gravement contrarié. « À force de refouler les 'petites maladies' éliminatrices, salutaires et régénératrices, celles-ci se transformeront assez vite en maladies dégénératives et destructives[1]. »

À l'opposé de cette attitude, la naturopathie, qui considère toute maladie comme une manifestation d'un processus de détoxication, cherchera plutôt à aider l'intestin à évacuer les déchets accumulés.

Dans un registre différent, il existe au moins une autre raison à cette méconnaissance de l'importance d'une véritable hygiène intestinale : les troubles digestifs tels que la constipation ou la diarrhée concernent une zone du corps considérée en général comme taboue et désignée comme telle depuis l'enfance. Malgré cela, la plus banale conversation débute par la traditionnelle question « Comment ça va ? », qui semble-t-il voulait à l'origine dire : « Comment allez-vous à la selle ? ». Étrange question pourtant si ordinaire... mais qui fina-

1. Christopher Vasey, *Manuel de détoxication*, cité ci-dessus.

lement est le seul moment où il est fait quelque peu mention dans les relations humaines courantes d'un besoin vital rarement évoqué autrement que sur le mode de la dérision.

On ne parle pas facilement de la défécation, comme si tout ce qui concerne cette fonction – acte somme toute inévitable tout au long de notre vie – ne pouvait être évoqué sans contrevenir aux règles des comportements sociaux. On constate d'ailleurs que le terme même de défécation n'est pas utilisé de façon naturelle dans la plupart des langues. On emploie plutôt des circonlocutions pour désigner par détour ce qui semble gêner chacun. Comme si... cet acte vital devait rester à l'ombre d'une étrange culpabilité que la psychanalyse a bien mise en évidence.

Bien sûr on se justifie par le fait que les selles sont d'odeur et d'aspect répugnants et qu'elles transmettraient des maladies. Mais a-t-on la même répugnance face aux excréments des animaux ?

Dans son livre déjà cité, au chapitre intitulé « Psychisme et intestins », le Dr K. Heaton résume très bien cette attitude caractéristique des êtres humains : « Si l'homme n'éprouve (quasi) aucune gêne face aux excréments des autres espèces, il est dégoûté, choqué ou irrité dès qu'il doit parler des siennes, ou ne fût-ce que les regarder. L'ignorance relative à l'acte de défécation est tout aussi profonde. On ne parle donc pas de cette fonction pourtant naturelle. Les romans et les biographies décrivent avec force détails toutes les activités humaines, sauf une. À croire que personne ne défèque jamais[1]. »

1. *Problèmes intestinaux*, déjà cité.

En corollaire, les excréments sont investis du plus grand mépris. Et, encore une fois, le langage traduit clairement ce rapport négatif que nous avons avec les fèces : « (s')emmerder », « se démerder », « (se) faire chier », « être dans la merde ». En fait, toutes les expressions basées sur le mot « merde » sont utilisées pour jurer, insulter, humilier... c'est-à-dire *refuser*, *rejeter*, ce qui finalement est assez cohérent...

Parmi tous les organes, il semble donc que seul le système digestif, et particulièrement le côlon, soit investi aussi négativement. On comprend dès lors que l'hygiène intestinale ne soit pas une habitude simple au même titre que se laver les dents ou le corps. Et pourtant, rappelons-le, si nous sommes en contact avec le monde extérieur par la peau, l'épiderme, qui représente une surface totale d'environ 2 m^2, la rencontre avec le monde existe aussi à l'intérieur de notre corps, dans notre ventre (notre « centre vital » comme le désignait Dürckheim) puisque c'est par là que les aliments transitent et sont transformés. Mais ici la surface totale de contact est de l'ordre de 400 m^2 ! Nous sommes donc paradoxalement plus « à découvert » à l'intérieur qu'à l'extérieur. Ce simple fait doit nous sensibiliser à l'idée qu'une telle surface pourrait bien avoir besoin d'être parfois nettoyée. Surtout quand on sait à quel point l'alimentation moderne est peu soucieuse des équilibres fragiles dont notre santé dépend.

LES BIENFAITS D'UNE CURE INTESTINALE : LA SANTÉ RETROUVÉE

« Trois concepts récents de physiologie et de biologie contribuent maintenant à éclairer le bien-fondé de la pratique des nettoyages du côlon. »

Dr Besson [1]

Retrouver l'équilibre intérieur et la santé passe inévitablement par un travail sur soi et par de nouveaux choix de vie. En premier lieu, il est essentiel de prendre conscience que le corps doit être mieux respecté dans ses besoins. Ainsi l'alimentation est à reconsidérer ; l'exercice physique et le contact avec la nature sont à intégrer au quotidien. Une telle démarche – vers ce qui est en fait une réconciliation avec soi-même – peut également comporter des périodes de cure naturelle détoxinante et régénérante, particulièrement aux changements de saison. C'est dans cet esprit que devrait être régulièrement pratiqué un nettoyage du côlon. Car,

1. Préface au livre de Josiane Mignot, *L'hydrothérapie du côlon*, éditions Jouvence, 1997.

comme nous l'avons montré dans les chapitres précédents, l'hygiène intestinale est une clé fondamentale d'une santé véritable. Et on en veut pour preuve les nombreux bienfaits constatés à la suite d'un nettoyage intestinal.

Ces bienfaits indéniables ne sont cependant pas suffisamment considérés par la médecine officielle alors qu'ils constituent, selon le docteur Besson – fervent défenseur et propagateur de la méthode Kousmine –, « une provocation à toute pensée réellement scientifique pour en comprendre les mécanismes sous-jacents ». Surtout lorsqu'on constate, comme il nous le rappelle, que la recherche contemporaine en physiologie et en biologie a mis en évidence trois concepts tendant à prouver le bien-fondé de cette pratique traditionnelle :

« 1. Les connaissances nouvelles sur les boucles d'information et de communication immunitaires à partir de la zone colique. (...)

2. L'impact d'un dysfonctionnement de la flore intestinale sur l'ensemble de l'organisme. (...)

3. L'importance du rôle des membranes cellulaires en général et des membranes des épithéliums en particulier et du rôle des acides gras poly-insaturés sur celles-ci [1]. »

Le nettoyage intestinal, jusqu'alors inscrit dans une approche intuitive et empirique, trouve ainsi des arguments scientifiques expliquant pourquoi on peut en retirer tant de bienfaits, surtout dans le contexte de nos alimentations dénaturées et des diverses pollutions qui agressent chaque jour nos organismes.

1. *Ibib.*

CE QU'ON PEUT ATTENDRE D'UN NETTOYAGE INTESTINAL

Les témoignages de ceux qui ont pratiqué un nettoyage intestinal concordent autour d'un constat : une grande sensation de bien-être, de légèreté, de libération. Lorsqu'on sait que l'intestin peut être encombré d'une quantité considérable de matières fécales accumulées au fil des ans, on imagine facilement ce qui peut être ressenti lorsqu'il en est enfin débarrassé. Le Dr Irons disait que certaines personnes âgées pouvaient éliminer « de grandes quantités pouvant remplir un baquet de 10 litres. Une vie entière de déchets non éliminés ! Les gens ne cessent d'être étonnés de tout ce qu'ils transportent à l'intérieur de leur corps[1] ».

De fait, certains témoignages rapportent que les matières éliminées peuvent être noires comme de l'encre, longues de plusieurs mètres et d'une odeur insupportable. Le nettoyage intestinal débarrasse en effet le côlon des matières, mucus, parasites, etc. qui s'y sont accumulés et permet donc à la flore de se régénérer radicalement. L'intestin retrouve alors ses propriétés contractiles ce qui facilite la reprise du transit. Et le corps récupère l'usage harmonieux de l'un de ses principaux émonctoires. C'est pourquoi on constate rapidement la disparition de nombreux troubles à commencer bien sûr par la constipation ou les diarrhées mais aussi de certains malaises ou symptômes sans lien évident avec le côlon.

1. Cité par le Dr Monnier-Shraer dans son ouvrage, *La santé par l'hygiène intestinale*, déjà cité.

En analysant tous les témoignages de ceux qui ont pratiqué le nettoyage intestinal, on constate qu'ils mentionnent toujours l'un ou l'autre des bienfaits suivants :

– régularisation du transit (disparition de la constipation ou des diarrhées) ;
– disparition des gaz et ballonnements ;
– nette amélioration du teint, disparition de l'acné ;
– augmentation du tonus ;
– perte significative de surcharge pondérale ;
– disparition de la sensation de jambes lourdes
– disparition des rhumes et des infections respiratoires à répétition ;
– disparition des maux de tête, des nausées, de la fatigue au réveil ;
– disparition des douleurs articulaires ;
– apaisement des colites ;
– disparition des crises d'hémorroïdes, du prurit anal ;
– soulagement des cystites, ovarites, douleurs de règles ;
– disparition de kystes parfois très anciens ;
etc.

Il faut aussi noter que la libération du contenu du côlon relâche la pression exercée sur les organes voisins (foie, vésicule biliaire, estomac, colonne, bassin...) et provoque leur réveil.

Quant au ventre, il s'aplatit grâce à la retonification de la musculature du côlon et à l'augmentation de la tonicité abdominale qui en découle.

Sur le plan psychologique, on note également un net regain d'enthousiasme et de joie de vivre ainsi qu'un plus grand dynamisme. Des dépressions plus ou moins légères peuvent être ainsi soignées car les carences en minéraux dues aux toxines intestinales disparaissent. Certains disent même que « les idées respirent, circulent mieux », que « c'est comme si les vieilles peurs, les vieux schémas étaient abandonnés ». On peut souvent lire, dans les comptes-rendus de séances d'hydrothérapie par exemple, que les patients ont éprouvé par la suite une sensation de « lumière intérieure, de propreté, d'espace ». Il est rapporté aussi que l'activité onirique devient plus intense, comme si les rêves pouvaient enfin exprimer des émotions retenues jusqu'à présent dans les intestins, au plus intime du corps.

Cette constatation trouve un écho dans certaines approches psychologiques, dans la lignée reichienne, qui ont posé l'hypothèse que « les conflits non résolus se déposent et donnent une pression dynamique latente dans les viscères[1] ». Il serait trop long de décrire ici les résultats de ces travaux. Nous mentionnerons seulement que le tube digestif y est considéré comme un canal émotionnel où sont en quelque sorte stockées des impulsions réprimées. Pour plus de détails, nous renvoyons aux travaux de Gerda et Mona-Lisa Boyesen développés dans l'ouvrage de J. Mignot cité en référence.

Le nettoyage intestinal semble donc avoir aussi un effet sur le psychisme parce qu'il favorise un relâchement durable de la zone abdominale et que ce relâchement des tensions, crispations... – parfois très anciennes – ouvre la porte à des prises de conscience de ressentis, d'émotions, de souffrances... jusqu'alors

1. « Théorie biodynamique des névroses », in *L'hydrothérapie du côlon*, déjà cité. Voir aussi chapitre 4, la partie intitulée « Le psychopéristaltisme du côlon ».

refoulés au plus profond des entrailles. Dans le langage courant, on le dit d'ailleurs si bien : il faut parfois « sortir ce qu'on a dans les tripes ».

LE COURAGE DE LÂCHER

Cet effet du nettoyage intestinal renvoie aux correspondances émotionnelles dont nous avons parlé dans le troisième chapitre, « Bien digérer la vie ». Rappelons que, sur toute la longueur des intestins, seul le rectum est sous contrôle du système nerveux conscient. Cela signifie que nous avons le contrôle volontaire de cette zone et que nous devons donner notre accord pour « lâcher » ces matières qui ne nous sont plus utiles. De même, si nous nous attachons excessivement à de vieilles choses ou de vieux principes, alors qu'ils ne nous sont plus d'aucune utilité, ils viennent à nous encombrer et finalement à nous empoisonner l'existence. Faire le deuil de ce passé qui nous « occupe » et que nous « retenons » encore est très certainement la meilleure des choses à faire.

Rapportée sur le plan de l'hygiène de vie, cette démarche de deuil correspond notamment à l'attitude de la personne qui a recours à l'hygiène intestinale. Alors que d'autres pensent que ce qui est « sale » n'existe qu'à l'extérieur d'eux – puisqu'ils se lavent soigneusement tous les jours –, la personne qui pratique l'hygiène intestinale reconnaît dans son for intérieur qu'elle n'est pas si « propre ». Encombrée de matières inutiles qui la dérangent, et sans doute de culpabilité, elle accepte également de plonger en elle et de se confronter à ce qu'elle avait ainsi retenu durant des années. Ce courage nécessaire est sans doute ce qui explique le peu d'audience et le tabou que certains entretiennent à l'égard du nettoyage intestinal.

LE NETTOYAGE INTESTINAL N'EST PAS UNE PANACÉE

Quoi qu'il en soit et malgré tout l'intérêt que représente le nettoyage intestinal, il faut rappeler qu'il est indispensable de l'inscrire dans une plus large démarche et de repenser son alimentation et son mode de vie en général sous peine de se retrouver bien vite dans une situation similaire à celle qui avait amené à le pratiquer.

L'hygiène intestinale n'est en effet qu'une première étape, et non une fin en soi car, si elle permet de débarrasser le corps et l'esprit de leurs « vieilleries » et de ce qui les limite, il ne faut pas pour autant entretenir l'idée selon laquelle le recours systématique à cette technique serait la solution miracle pour conserver éternellement notre « pureté » originelle. L'hygiène intestinale ne deviendrait dans ce cas qu'un moyen de plus pour tenter d'échapper à une confrontation inéluctable avec la vie. Il ne s'agit pas d'en faire un outil de consolidation d'une névrose fixée autour de l'idée qu'il faudrait à toutes forces « sortir de soi ce qui est sale », « expulser le mal ». Il faut se nettoyer certes – nous l'avons démontré dans les pages précédentes –, mais il ne faut pas oublier non plus que le côlon doit être habité par toutes sortes de bactéries, y compris pathogènes.

LES MÉTHODES DE NETTOYAGE INTESTINAL

Une fois convaincu de la nécessité de cette pratique, se pose naturellement la question de savoir comment s'y prendre. Plusieurs méthodes permettent aujourd'hui, nous l'avons vu, d'avoir à l'égard de notre hygiène intérieure la même attention que celle que nous portons à notre propreté extérieure. Certaines font appel à des procédés essentiellement mécaniques tels que la méthode yogi, le lavement ou encore l'hydrothérapie du côlon, d'autres impliquent une réponse physiologique par l'emploi de sels purgatifs ou de plantes. La « Douche Xantis », quant à elle, apporte une réponse unique car son approche est non seulement physique (elle nettoie le côlon), mais surtout réflexogène (elle réveille l'énergie bloquée).

Afin de mieux comprendre son originalité, il est nécessaire de la situer précisément dans le champ des différentes techniques éprouvées dans le domaine du nettoyage intestinal. Certaines d'entre elles sont directement issues de la tradition (voir le premier chapitre), d'autres en revanche sont beaucoup plus récentes et nécessitent un matériel particulier ainsi que la présence d'un praticien averti autant en ce qui concerne la technique elle-même que dans le domaine de l'accompagnement psychologique. Quelle qu'elle soit, chacune est cependant une réponse possible pour celui qui cherche à retrouver une santé véritable.

La méthode yogi : Shankprakshalana

L'intérêt particulier de cette méthode réside dans le fait qu'elle nettoie la totalité du tube digestif dans le sens naturel du transit. En alternant l'absorption d'eau salée et la pratique d'exercices spécifiques de yoga, ce sont jusqu'à trois litres de liquide qui parcourent ainsi l'ensemble du tractus digestif de la bouche à l'anus. Efficace mais contraignante et peu adaptée à nos modes de vie, cette méthode nécessite également l'absence de troubles rénaux. Ainsi, pour éviter l'absorption de l'eau dans le milieu intérieur, Shankprakshalana doit impérativement se préparer par une alimentation spécifique et être accompagnée par un bon professeur pour les exercices physiques.

Le lavement traditionnel

Tout foyer devrait encore aujourd'hui disposer d'une poche ou d'un bock à lavement tel que nos grands-mères en utilisaient. Cette pratique si simple peut rendre tant de services qu'elle devrait être largement intégrée à la pratique des soins familiaux. Parfois devenue taboue ou encore crainte à cause d'une mauvaise expérience subie en milieu hospitalier lors d'une intervention ou d'un examen, la pratique du lavement n'en demeure pas moins l'abc de l'hygiène corporelle. Si cette pratique, utilisée comme un des moyens les plus précieux pour préserver sa santé remonte à la nuit des temps, elle n'en demeure pas moins une expérience à conserver en cette aube du troisième millénaire. Ses effets sont multiples, rapides et extraordinaires. Depuis la sensation de bien-être et de légèreté générale dont nous avons parlé au début de ce chapitre, jusqu'aux effets sur les douleurs, les inflammations ou les surcharges diverses, les bienfaits que procure le nettoyage intestinal devraient inciter chacun de nous à y recourir dès que le besoin s'en fait sentir et quel que soit le déséquilibre apparent.

L'hydrothérapie du côlon

À la fois plus complète et plus efficace que le simple lavement à l'eau, l'hydrothérapie nécessite toutefois le recours à un appareillage sophistiqué et la présence d'un praticien confirmé. Au contraire du lavement où le volume d'eau introduit est au maximum de deux litres, l'hydrothérapie consiste à répéter plusieurs cycles d'injection/évacuation d'eau tiède grâce à une canule double. Le côlon est ainsi baigné par le passage de plusieurs dizaines de litres d'eau (jusqu'à une centaine parfois) au cours d'une même séance. L'accompagnement du thérapeute y est crucial, non seulement sur un plan technique pour l'utilisation de la machine et la pratique de massages abdominaux mais également sur un plan humain. Ce sont en effet ses qualités qui vont conditionner les résultats de la séance par la confiance et la détente qu'il inspire au patient. Les intestins sont en effet en permanence influencés par nos émotions et la moindre appréhension peut perturber les résultats d'une séance. L'hydrothérapie du côlon est une méthode qui a maintenant fait ses preuves et cinq séances rapprochées apportent des résultats significatifs dans la plupart des cas.

Les purges et les laxatifs

Les purges, au même titre que le lavement, font aussi partie de ce patrimoine médical traditionnel qui, bien souvent, fait sourire ses héritiers modernes. Encore une fois, ce bon sens qui préconisait de « vider sa tuyauterie » aux changements de saison est victime de sa simplicité. L'hygiène de vie, déconsidérée au profit des médicaments anti-symptomatiques, n'a guère d'audience à notre époque où seul le progrès technique et scientifique a voix au chapitre. Mais la Nature ne cède jamais ses droits et la constipation est vite devenue un mal du siècle pour lequel le remède anti-symptomatique montre vite ses limites : autant la purge utilisée ponctuellement a une action remarquable pour vider les intestins, autant son utilisation répétée sous la forme d'un laxatif conduit à une hyper-sollicitation qui épuise la réaction et la capacité d'évacuation intestinale. On peut ainsi affirmer que la plupart des constipations chroniques trouvent leur origine dans l'utilisation des laxatifs irritants.

Mais il existe aussi une autre approche, à la fois fruit de la sagesse traditionnelle, de la science et de la naturopathie : la « Douche Xantis », dont nous avons raconté l'histoire dans le deuxième chapitre.

UNE MÉTHODE UNIQUE : LA « DOUCHE XANTIS »

Depuis ses origines, la « Douche Xantis » s'est progressivement développée pour aboutir à un produit dont la composition unique a pour objectif de favoriser le réflexe d'évacuation et d'auto-nettoyage du côlon.

Ses atouts sont majeurs :

– d'une part, sa pratique progressive agit en profondeur (on peut la répéter chez soi quotidiennement pendant trois semaines) ;

– d'autre part son mode d'action réflexe déclenche un processus actif d'évacuation.

À la fois plus autonome et moins « subie » que l'irrigation côlonique, moins symptomatique et plus globale par son action sur le système nerveux inconscient, cette méthode procure un nettoyage visible de l'organisme. Elle concourt ainsi à plus de bien-être et à une meilleure relation avec son corps.

Comment la pratique-t-on ?

Le principe est le même que pour le lavement à cela près que sont ajoutés à l'eau entre 100 et 250 ml d'une préparation concentrée à base de sels de potassium et de plantes biologiques. Le litre de liquide ainsi préparé doit être tiédi, légèrement au-dessus de la température corporelle (39 °C), avant d'être versé dans une poche ou un bock à lavement, puis d'être introduit dans le rectum. Le besoin d'aller à la selle se fait sentir soit immédiatement soit au bout de quelques minutes. Il est important de ne pas chercher à retenir le liquide et de se vider sans délai. Lors de l'évacuation, le liquide ressort, assez rapidement suivi de matières plus ou moins anciennes. Cette évacuation, non continue, peut prendre entre 10 et 20 minutes. Une douche ou un bain tiède est vivement recommandé après la séance. Après quoi il n'est plus à craindre aucun dérangement dans la journée.

Que peut-on attendre de la « Douche Xantis » ?

Il est important de bien comprendre la différence fondamentale qui existe entre cette approche hygiénique et un soin ou une thérapeutique médicale. Dans ce dernier cas, la technique ou le remède cible un symptôme particulier qui se manifeste dans le corps. Le remède est chargé de lutter spécifiquement contre le trouble afin d'atténuer ou de faire disparaître la pathologie. Par exemple un laxatif va lutter contre la constipation.

L'approche de la « Douche Xantis » est totalement différente. Le but de cette hygiène est d'accompagner les processus physiologiques normaux de l'organisme, en aucun cas elle ne cherche à les modifier. Ainsi elle ne se destine pas à tel ou tel symptôme mais à toute personne qui a le souci d'une meilleure hygiène de vie et de plus de bien-être. Il nous semble souhaitable de pratiquer la « Douche Xantis » dans cet esprit, ce qui permet de mieux ressentir et de mieux s'ouvrir aux changements qui s'opèrent tant dans le corps que dans la conscience de soi. Toutefois, bien que cela soit une expérience différente pour chacun, on peut relever quelques points qui reviennent souvent dans ce que rapporte la clientèle :

– tout d'abord une sensation de bien-être et de légèreté physique mais aussi psychique ;

– un raffermissement des tissus parfois spectaculaire au niveau des cuisses, des fesses, du ventre et du visage ;

– un nouvel éclat de la peau ;

– une régularisation du transit ;
– une meilleure circulation de retour ;
– un sommeil plus récupérateur et un réveil en forme ;
– une plus grande libido, une vivacité des sens accrue.

Est-elle déconseillée à certaines personnes ?

Il n'y a pas de contre-indications à la pratique de la « Douche Xantis », toutefois dans tous les cas où l'on souhaite y recourir dans un but thérapeutique ou bien à chaque fois qu'une pathologie du gros intestin a été décelée, il est nécessaire de demander conseil à son médecin. Par ailleurs, l'action réflexe mais non agressive de la douche rectale stimule la réaction nerveuse sympathique, c'est pourquoi nous déconseillons son usage aux femmes enceintes, aux personnes sujettes aux malaises vaguaux, aux cardiaques ainsi que dans toute période de surmenage nerveux.

Est-il nécessaire de suivre un régime ?

Certains aliments sont particulièrement inflammatoires pour la muqueuse du tube digestif. Nous avons souvent constaté qu'ils pouvaient déclencher, chez certaines personnes, des spasmes douloureux ou coliques pendant la séance, lors de l'évacuation. Ces aliments sont donc à éviter pendant toute la période durant laquelle sera pratiquée la « Douche Xantis » et au moins une semaine avant. Il s'agit surtout :
– du poivre en poudre et des aliments qui en contiennent (ses particules très chargées en acide oxalique irri-

tent la muqueuse intestinale tandis que les grains macérés sont beaucoup moins nocifs) ;

– de l'abus d'alcool, tout particulièrement des alcools acides (champagne, vin blanc).

En dehors de ces aliments à éviter, aucune alimentation stricte n'est à imposer pendant toute la durée des douches rectales. Cependant, il est évident que plus l'alimentation est équilibrée, meilleurs sont les résultats. Cette période de nettoyage est d'ailleurs tout à fait propice à la mise en place progressive d'une nouvelle alimentation (voir le chapitre suivant), de même qu'à l'abandon d'habitudes néfastes telles que fumer, grignoter à toute heure ou encore consommer des « drogues douces » (café, chocolat...). Sans oublier cependant que cesser de telles habitudes n'est pas anodin et peut réveiller de grandes frustrations. Dans ce cas, il n'est jamais bénéfique de se faire du mal en s'imposant une rigueur insupportable. Il est préférable d'envisager que la dépendance « lâche » naturellement, à travers une prise de conscience du manque auquel cette habitude se rattache. Si le moment n'est pas encore venu, la discipline imposée ne fait qu'accroître la frustration et le rejet de soi.

PRÉPARATION ET ACCOMPAGNEMENT DIÉTÉTIQUE DE L'HYGIÈNE INTESTINALE : LA « CURE INTESTINALE XANTIS »

Cette préparation diététique fut au départ mise au point dans le but de préparer et de compléter le nettoyage intestinal par un apport spécifiquement adapté. Toutefois, au fil de ses améliorations, elle devint rapidement un produit autonome et très performant : les bactéries, plantes, fruits, algues et minéraux qui entrent dans sa composition sont extrêmement riches en principes actifs qui favorisent la détoxication, la stimulation et la régénération du tube digestif sur toute sa longueur.

Il est particulièrement intéressant de constater que l'action régulatrice de ce produit sur le transit intestinal ne l'apparente pas à un laxatif, il agit donc moins vite mais plus durablement.

Détoxinante globale de l'organisme (l'élimination rénale et hépatobiliaire sont également stimulées) et régénérante de la flore, la « Cure intestinale » contribue à procurer un corps plus tonique, plus léger et plus résistant. Judicieusement pratiquée à chaque changement de saison, elle permet de retrouver et de conserver la grande forme toute l'année !

Pour optimiser les bienfaits de la « Douche Xantis » (ou de toute autre méthode d'hygiène intestinale), il est souhaitable de la faire précéder par une semaine de Cure intestinale diététique ; cette même cure sera également consommée pendant toute la durée du programme de nettoyage intestinal. Ce dernier aura une action plus rapide et plus profonde. Par ailleurs, l'apport en nutriments essentiels compensera l'éventuelle surconsommation qu'en fait l'organisme lors de son processus de détoxication humoral.

Les grands composants de cette cure sont les grains fermentés, les fruits détoxinants, les algues, les plantes digestives et d'autres ingrédients tous très riches en substances bioactives naturelles.

Ces substances ont pour effet de favoriser :

– tous les processus de la digestion (transformations, assimilation, péristaltisme, sécrétions, régulation nerveuse);

– le drainage du foie, de la vésicule biliaire et des intestins (ainsi que les reins pour parfaire la détoxination globale);

– l'assainissement, la stimulation et la régénération de la flore (achèvement des transformations, synthèses de nutriments et immunité contre les toxines, microbes et mycoses);

– la détoxication du côlon;

– la régulation du transit;

– l'entretien de la muqueuse tout en évitant son inflammation.

QUELQUES COMPLÉMENTS TRÈS ACTIFS

Pour détoxiquer le corps et réveiller le transit

Le gros intestin, nous l'avons vu, est l'éboueur du corps. Son rôle d'élimination et de recyclage des déchets est fondamental car un organisme qui n'élimine pas est un organisme qui s'empoisonne! En cas de ralentissement du transit intestinal, certaines substances bioactives permettent de le rétablir momentanément. Citons le magnésium, les fruits et le guar, sources naturelles de fibres, les grains fermentés, le citron et le fenouil.

Le *magnésium* est un élément très utile. Outre son rôle nutritif et ses bienfaits pour le système nerveux, certains sels de magnésium (chlorure, oxyde ou hydroxyde) sont d'une remarquable efficacité pour libérer, désintoxiquer et assainir les intestins encrassés. Afin que ces formes de magnésium ne soient pas agressives, il convient de les utiliser à des dosages modérés et sur de courtes périodes de 10 jours, tous les mois ou à chaque changement de saison selon la vitalité et le degré d'intoxication du sujet.

Ces sels seront beaucoup plus doux et d'une efficacité plus grande s'ils sont associés à d'autres éléments tels que mucilages ou fibres solubles (dans les *fruits* et le *guar* notamment), mais également à des *grains fermentés* qui ont le double intérêt d'assainir le milieu intestinal, grâce à leur acide lactique et à leurs fibres, et de régénérer la flore intestinale grâce à leurs nombreux ferments bioactifs.

Simple et efficace, le jus du *citron* associé à ces ingrédients s'avère un excellent dépuratif alcalinisant qui a également le grand intérêt de stimuler l'ensemble des organes digestifs (foie, vésicule et pancréas) bien souvent en cause lors d'un ralentissement du transit.

Comme substance ayant une action globale sur les différentes causes de la constipation, on peut noter que le *fenouil*, et plus particulièrement son fruit, ou semence, se montre généreux. En effet, il stimule en douceur la musculature lisse de l'intestin et par la même occasion le péristaltisme, l'évacuation des matières et l'expulsion des gaz issus des fermentations et putréfactions intestinales. Son action antispasmodique est également très intéressante : elle limite la cause nerveuse de la constipation. Son action digestive globale favorise le bon travail des transformations réalisées tout au long du processus digestif.

Pour régénérer la flore et protéger le corps de l'intérieur

Au même titre que la peau, la muqueuse intestinale constitue une véritable barrière sélective entre l'intimité de nos cellules et le monde extérieur. Cette fine membrane – qui, si elle était totalement aplatie, couvrirait une surface de près de 400 m^2 –permet l'assimilation des nutriments tout en assurant une protection efficace contre de nombreux composés potentiellement toxiques (microbes, virus, champignons pathogènes, toxines...).

Pour qu'il reste intact et protège efficacement l'organisme des agressions extérieures, il est nécessaire d'entretenir ce fin revêtement qui renouvelle l'ensemble de ses cellules toutes les 48 heures. Les gigantesques quantités de bactéries amies qui prolifèrent à sa surface et qui constituent la flore intestinale sont une véritable barrière écologique contre les agresseurs de passage. Ce capital bactérien est fondamental pour conserver une bonne immunité. C'est pourquoi il est nécessaire de compléter notre alimentation par des substances bioactives naturelles. L'affaiblissement de cette muqueuse est en effet mis en cause dans la plupart des affections chroniques ou dégénératives (infections, inflammations, allergies, immuno-déficiences, cancers...).

Pour protéger le corps et régénérer la flore nous recommandons 5 souches de ferments lactiques : Lactobacillus sporogène, L. casei, L. acidophillus, Bifidobactérium longum, B. bifidum, mais aussi des plantes adoucissantes, calmantes et régénérantes : la réglisse, la guimauve, les feuilles de ronce, les fleurs de tilleul, l'argile verte et les grains fermentés (voir tableau ci-après).

Pour stimuler la digestion

Rappelons-le, après que les aliments aient libéré toutes leurs saveurs durant la mastication, ils sont transformés dans l'estomac puis décomposés dans le duodénum grâce aux sécrétions du pancréas et du foie (la bile). Ensuite, dans les intestins, véritables « racines de l'homme », le corps absorbe l'essentiel de ce dont il a besoin. Une bonne digestion permet ainsi de tirer le meilleur parti de l'alimentation (vitamines, minéraux, oligo-éléments, acides gras, acides aminés...), augmente la vitalité et procure la sensation d'être « bien dans sa peau », léger, sans ballonnements.

Pour stimuler efficacement la digestion nous recommandons de recourir à l'aneth, à la badiane, au curcuma, à la gentiane, à l'extrait de papaye riche en papaïne et aux grains fermentés (voir tableau ci-après).

Des substances naturelles...
pour réveiller son transit et détoxiquer son corps

Plante ou actif	Vertus reconnues
Pomme	Laxatif doux grâce à sa richesse en pectine, protecteur gastrique, antiseptique intestinal, stimulant et décongestionnant hépatique.
Citron (jus)	Dépuratif, anti-acide gastrique, alcalinisant, carminatif, favorise les sécrétions gastro-hépatiques et pancréatiques.
Fenouil (semence)	Carminatif, facilite l'expulsion des gaz intestinaux et stimule les mouvements péristaltiques de l'intestin. Digestif, légèrement laxatif.
Grains fermentés	Propriétés digestives, dépuratives et stimulantes. Assainissants et régénérants de la flore intestinale. Riches en acide lactique, vitamines (surtout du groupe B), levures lactiques, enzymes, bactéries, hormones, substances aromatiques, minéraux. Favorisent la régénération des cellules et l'oxygénation du sang.
Magnésium	Effet favorable sur le transit et l'assainissement du milieu intestinal. Anti-acide (neutralisation de l'hyperacidité par formation de chlorure de magnésium). Régulateur du système nerveux.

Guar (fibres solubles)	Régularise la motricité gastro-intestinale, modère l'absorption du glucose et des lipides, favorise la laxation, participe au maintien de l'équilibre de l'écosystème intestinal et aide à détoxiquer le contenu du gros intestin. Source d'énergie pour les cellules de la muqueuse intestinale, contribue à l'intégrité de l'effet « barrière immunitaire ».

Des substances naturelles... **pour protéger la muqueuse intestinale et régénérer la flore**

Plante ou actif	**Vertus reconnues**
Grains fermentés	Propriétés digestives, dépuratives et stimulantes. Assainissants et régénérants de la flore intestinale. Riches en acide lactique, vitamines (surtout du groupe B), levures lactiques, enzymes, bactéries, hormones, substances aromatiques, minéraux. Favorisent la régénération des cellules et l'oxygénation du sang.

Réglisse	Protecteur de la muqueuse digestive et anti-oxydant. Favorable en cas de digestion douloureuse et difficile, gaz et éructations, coliques intestinales, biliaires et gastriques. Immunostimulant, hépatoprotecteur.
Guimauve (racine)	Émolliente, riche en mucilages qui forment un film protecteur et anti-inflammatoire sur la muqueuse intestinale. Laxative douce.
Ronce (feuilles)	Riche en tanins, piégeurs de radicaux libres, inhibiteur de la réplication des virus et de leur adsorption sur les cellules. Antiseptique. Astringent, combat les diarrhées même infectieuses, gastro-entérites et colites. Modère les sécrétions, prévient l'inflammation.
Tilleul (fleurs)	Antispasmodique, sédatif, vasodilatateur, riche en magnésium. Présence de mucilages et de tanins. Émollient et anti-inflammatoire.
Argile verte	Antitoxique, bactéricide, anti-inflammatoire, antiseptique, cicatrisant.

Probiotiques à forte capacité de survie tels que: - Lactobacillus casei, - Bifidobacterium longum, - Bifidobacterium bifidum, - Lactobacillus acidophillus, - Lactobacillus sporogène, etc.	Régénèrent et entretiennent la flore intestinale pour: – stimuler le système immunitaire, – accroître les défenses de l'organisme et la résistance aux infections, – améliorer l'assimilation des nutriments, – synthétiser des vitamines (B et K) et nutriments essentiels, – régénérer la muqueuse intestinale et éviter son inflammation (colite, gastro-entérite, ulcération), – régulariser le taux de cholestérol dans le sang, – améliorer la digestion de certains aliments à problème (gaz, ballonnements, allergies), – limiter les fermentations et putréfactions intestinales (toxines...), – réduire le tour de taille, – prévenir la diarrhée, – stimuler les intestins «paresseux»...

Des substances naturelles... **pour stimuler la digestion**

Plante ou actif	**Vertus reconnues**
Aneth	Apéritif. Eupeptique : favorise la digestion ; régule les sécrétions et mouvements digestifs. Carminatif puissant : élimine les gaz et les flatulences intestinales.
Badiane	Agit contre les ballonnements épigastriques, la lenteur de la digestion, les éructations et les flatulences en augmentant le tonus basal et les contractions de la musculature lisse intestinale. Léger antispasmodique.
Curcuma	Augmente la sécrétion de la bile et son évacuation. Stimule l'appétit. Anti-inflammatoire. Hépatoprotecteur.
Gentiane	Stimule les sécrétions de toutes les glandes digestives y compris les glandes salivaires. Stimule la sécrétion de bile par le foie et son évacuation vers le duodénum par la vésicule.
Grains fermentés	Propriétés digestives, dépuratives et stimulantes. Assainissants et régénérants de la flore intestinale.

	Riches en acide lactique, vitamines (surtout du groupe B), levures lactiques, enzymes, bactéries, hormones, substances aromatiques, minéraux. Favorisent la régénération des cellules et l'oxygénation du sang.
Papaye	Tonifie la digestion et normalise le fonctionnement de l'intestin. Riche en enzymes protéolytiques. Anti-inflammatoire.

RÉGALEZ-VOUS AVEC UNE ALIMENTATION SAINE

Notre corps, dont la structure est fort complexe (on a estimé que le nombre des diverses substances qui le constituent est de l'ordre de 100 000), s'est formé et subsiste grâce aux éléments chimiques apportés par les aliments. Tous les jours il se détruit partiellement, s'use... et les parties détériorées doivent être remplacées.

Catherine Kousmine,
Soyez bien dans votre assiette jusqu'à 80 ans et plus[1]

N'oublions pas que le « gros intestin », pourvoyeur de tant de toxines, ne fait que recevoir les résidus des aliments broyés, transformés et assimilés sur les sept mètres de tube digestif qui le précèdent. La performance de cette digestion, qui détermine la quantité et la qualité de tout ce qui arrive au côlon, est non seulement liée à la qualité des aliments ingérés, mais elle est aussi extrêmement sensible à l'équilibre nerveux. Si la digestion est malmenée par des repas déséquilibrés ou

1. Éditions Tchou, collection « Le corps à vivre », 1980.

pris dans la précipitation, par le manque de sommeil, le stress, la sédentarité ou les soucis quotidiens, le côlon recevra des quantités trop importantes d'aliments non digérés, propices au développement d'une flore intestinale déséquilibrée et pathogène. Ainsi l'équilibre nerveux apparaît comme le carrefour incontournable d'une digestion efficace. Faut-il pour autant supprimer un repas si l'on est contrarié ? Devons-nous pratiquer une séance de sophrologie avant de passer à table ? Certes, ces techniques nous éviteraient bien des perturbations digestives à court terme et parfois un véritable empoisonnement de l'organisme à long terme. Mais combien d'entre nous sont prêts à en faire l'effort ? Et pour combien de temps ?

Il existe, par contre, un autre facteur essentiel pour l'équilibre nerveux et digestif, facteur qu'on oublie trop souvent : le plaisir. Ses effets sont néanmoins remarquables et instantanés : en activant le système parasympathique, le plaisir mobilise et réveille tous les processus à chaque étape de la digestion ! Si le bénéfice physiologique est énorme, le bénéfice psychologique est lui aussi instantané. Ainsi sans la contrainte d'une discipline ou d'une technique, il ne reste plus qu'à savourer la vie ! Car le repas est vraiment cette occasion unique où le plaisir a socialement sa place ; encore plus qu'au plaisir des papilles, c'est à la convivialité qu'il nous invite. À table, le cloisonnement social et la hiérarchie peuvent disparaître, les luttes de pouvoir n'ont plus de raison d'être et l'homme peut humblement s'ouvrir à sa condition humaine, laissant pour quelques instants son orgueil de côté. Combien de fois a-t-on vu, au grand étonnement des journalistes et du public, de vigoureux adversaires politiques déjeuner ensemble dans une ambiance si joviale qu'elle en était déconcertante ? Certes nous avons maintes raisons de critiquer nos hommes et nos femmes politiques, mais nous avons là des exemples, pour certains d'entre eux, qui méritent d'être suivis à l'échelle de nos querelles quotidiennes !

Est-ce à dire qu'il faudrait mettre de côté la qualité de l'alimentation au profit unique du plaisir ? Non, bien au contraire ! Heureusement cette troisième voie, qu'on oublie trop souvent, nous propose d'adopter une alimentation saine et naturelle, encore davantage source de saveurs variées et de plaisirs renouvelés. Celle-ci n'empêchant pas les extras gastronomiques, pour peu qu'ils soient pris dans la convivialité !

Pour ce chapitre qui concerne l'art de cet équilibre de l'alimentation et de la cuisine, j'ai laissé le soin à Christine, ma compagne, de vous communiquer les bases essentielles de son savoir-faire. Elle les enseigne notamment à l'occasion de cours et de stages de remise en forme.

BIEN SE NOURRIR POUR MIEUX VIVRE

« Que l'aliment soit ton seul remède. » La médecine hippocratique accordait une grande importance à l'équilibre alimentaire dans la prévention et la guérison des maladies. La santé était alors considérée comme le résultat d'un équilibre subtil entre ce qui entre dans l'organisme et ce qui en ressort. Toutes les médecines traditionnelles[1] accordent un rôle fondamental au régime alimentaire et à la désintoxication de l'organisme par stimulation des émonctoires. Les hygiénistes du début du 20e siècle, ainsi que tout le courant naturopathique qui en a découlé jusqu'à nos jours ont sans cesse clamé la nécessité d'une bonne hygiène de vie pour maintenir la santé du corps et de l'esprit.

Dans notre société occidentale moderne, la médecine officielle s'est peu à peu détournée de cette hygiène vitale à mesure qu'elle est devenue une médecine anti-symptomatique. La maladie est alors considérée uniquement comme la conséquence d'une agression extérieure (virus, microbe, bactérie, etc.). La notion de terrain est peu à peu délaissée par la science médicale qui s'intéresse plus aux agents pathogènes qu'à l'hygiène de vie du malade et à son histoire.

De nos jours, très peu de médecins prescrivent des régimes ou donnent des conseils alimentaires à leurs patients d'autant plus que les cours de nutrition et de diététique ne représentent que quelques journées sur les 7 années d'étude de médecine générale. Si on ajoute à cela la pression des industries agro-alimentaires, le mode de vie des citadins et le peu de temps accordé à la préparation des repas par les personnes qui travaillent, on comprend aisément pourquoi nos contemporains se sont détournés des bases simples d'une alimentation saine et naturelle.

Or se nourrir n'est pas seulement apporter au corps un carburant pour fonctionner, c'est aussi, par la qualité des aliments absorbés et l'état d'esprit dans lequel

1. Voir chapitre 1, « Voyage dans le temps ».

nous sommes durant le repas, concourir ou non à maintenir un bon équilibre physiologique et émotionnel.

Nous mangeons, comme nous respirons ou dormons, tous les jours. Selon sa nature et sa qualité, l'alimentation permet à l'organisme de manifester tout son potentiel vital, source de bien-être, de dynamisme et de santé, ou bien au contraire génère des poisons et surcharges dont l'organisme souffrira.

L'assimilation des aliments absorbés dépend du bon fonctionnement du tube digestif. Une digestion performante permet de réaliser cette formidable alchimie de la vie : puiser l'énergie et la vitalité des aliments pour nous les rendre disponibles. D'une manière générale, on peut dire que plus un aliment est dénaturé ou transformé, moins il est assimilable par l'organisme. Au contraire les aliments crus, frais, vivants iront toujours dans le sens d'une fonction métabolique plus performante. La flore intestinale, qui joue un rôle essentiel dans cette fonction d'assimilation, est un milieu vivant dont le fragile équilibre est menacé ou favorisé par notre hygiène de vie (alimentation, stress, exercice physique, etc.).

Il est possible de favoriser le métabolisme général de l'organisme sans pour autant le surcharger par un certain type d'alimentation. Une alimentation saine n'est pas nécessairement triste et monotone, bien au contraire. L'imagination et la fantaisie dans la réalisation des plats seront toujours nos alliées, d'autant plus que la « cuisine santé » nous ouvre des horizons vers des ingrédients nouveaux et des saveurs inconnues.

Lorsque nous sommes attentifs à ce que nous mangeons, nous modifions peu à peu le regard que nous portons sur nous-mêmes, sur les autres et sur la vie.

Nous évoluons alors vers plus d'autonomie et de responsabilité car nous prenons conscience que notre santé nous appartient, qu'il est important de prendre soin de soi, de son corps afin de lui permettre de manifester la vie, le bien-être et la joie.

UNE ALIMENTATION BIOLOGIQUE, NON RAFFINÉE ET PLUS VÉGÉTALE

Tout d'abord, il est essentiel de retrouver la qualité des aliments ayant poussé en accord avec les lois de la vie, c'est-à-dire sans engrais, pesticides, herbicides ou autres produits chimiques. Ces traitements sont très nocifs pour l'organisme de par leur apport de poisons et toxiques mais aussi à cause des modifications chromosomiques qu'ils imposent aux végétaux sans même parler des manipulations génétiques ! Une incidence directe pourra être mise en cause dans de nombreuses allergies, mycoses, problèmes métaboliques, déminéralisations. Ajoutons à cela le raffinage systématique des céréales, des huiles, du sucre, la cueillette des fruits avant maturité, le stockage prolongé et la mise en conserve ou la surgélation. Que reste-t-il alors du formidable concentré d'énergie solaire et de vie des végétaux ?

Retrouvons le plaisir savoureux de consommer des fruits et légumes de saison, le plus frais possible, cultivés selon un mode de culture biologique. Les personnes qui ont la chance de posséder un jardin auront le grand plaisir de cultiver leurs fruits et légumes selon les lois de la vie, dans le respect de la nature. Ces végétaux nous apportent une multitude de bienfaits : des fibres pour le bon fonctionnement intestinal, des substances biologiques nombreuses, des enzymes, des vitamines et des minéraux. Des recherches récentes ont mis en évidence l'étonnant pouvoir de certaines substances bioactives contenues dans les fruits, les légumes, les oléagineux, les céréales et légumineuses. Ces substances végétales protectrices jouent un rôle non négligeable dans la prévention de certains cancers, dans la stimulation du système immunitaire, dans la prévention de maladies cardio-vasculaires par la régulation du taux de cholestérol et de la tension sanguine.

Le plus souvent, ce sont des substances antioxydantes beaucoup plus actives que les vitamines A, E, C ou le sélénium, connus jusqu'alors comme étant des antioxydants majeurs. Ces composés bioactifs sont : les caroténoïdes, phytostérols, saponines, glucosinates, polyphénols, phyto-œstrogènes, sulfides et acide phytique.

Certains de ces composés, comme l'acide phytique contenu dans les céréales, les légumineuses et les oléagineux, étaient considérés comme peu actifs ou même nuisibles à la santé. Ce dernier était connu surtout pour ses propriétés déminéralisantes avant ces recherches toutes nouvelles qui le classent parmi les substances protectrices du cancer et régulatrices de la glycémie.

Ces recherches sur les substances bioactives végétales n'ont pas fini de nous étonner, elles pourront sûrement nous aider à comprendre pourquoi les populations actuelles qui vivent le plus longtemps et jouissent d'une bonne santé jusqu'à 100 ans et plus (120 ou 130 ans) ont toutes une alimentation frugale à base de fruits, de végétaux et de céréales. Ces peuples sont les

Hunzas du nord de l'Inde, les Indiens Huicholes du Mexique, les habitants des vallées reculées des Andes ou du Caucase. Ils pratiquent parfois le jeûne et ne consomment de produits animaux que très exceptionnellement, ajoutons à cela qu'ils vivent dans un environnement non pollué et font beaucoup de marche à pied!

Nous comprenons donc combien il est important de remplacer peu à peu tous les aliments raffinés et traités par des aliments complets ou semi-complets issus de culture biologique. Cela concerne les huiles, le sel, le sucre, les céréales et légumineuses. Il est aussi vivement conseillé d'augmenter progressivement sa consommation de légumes (crus et cuits), de fruits frais, secs et oléagineux, de redécouvrir l'association céréales-légumineuses qui est à la base de l'alimentation de nombreuses sociétés humaines traditionnelles.

LES «MAUVAISES GRAISSES» ET LES «BONNES GRAISSES»

D'une manière générale, l'alimentation moderne est trop riche en graisses saturées et en sucre. Il est vivement conseillé de réduire leur consommation. Les «mauvaises graisses» ou graisses saturées se trouvent surtout dans les produits et sous-produits animaux: viande, lait et produits laitiers. On trouve aussi des graisses saturées dans toutes les huiles et margarines végétales hydrogénées.

Ces graisses sont mal métabolisées et ont tendance à s'accumuler sur les parois artérielles et veineuses et à favoriser les troubles liés au mauvais cholestérol : artériosclérose et troubles cardio-vasculaires.

Les graisses de la viande, dans des conditions d'élevage intensif moderne, sont remplies de poisons dangereux pour le corps : antibiotiques, herbicides, hormones, anabolisants, purines et hormones de stress... La viande est aussi source de putrescences intestinales : l'intestin de l'homme étant trois fois plus long que celui des carnivores, les résidus protéiques y séjournent beaucoup trop longtemps !

Le lait, le beurre, la crème, les fromages consommés de manière abusive et régulièrement sont sources de problèmes hépatiques et biliaires à cause de leur teneur trop élevée en graisses et en protéines pour l'organisme humain. Leur richesse en calcium, qui semble peu assimilable par l'organisme humain génère, paradoxalement, des fuites calciques importantes induisant une déminéralisation progressive pouvant aller jusqu'à l'ostéoporose.

De nombreux problèmes infectieux et inflammatoires sont ainsi souvent améliorés voire stoppés par une diminution de la consommation de lait et de ses dérivés. De plus, on retrouve dans le lait d'animaux élevés industriellement les mêmes poisons que dans la viande !

On appelle « bonnes graisses » les graisses insaturées. Elles se trouvent dans les huiles végétales extraites par première pression à froid. Selon les dernières recherches, les meilleures huiles seraient les huiles riches en acides gras mono-insaturés comme l'huile d'olive. Les huiles de sésame, de noix, de noisette, de germe de blé sont aussi intéressantes mais en petites quantités. Quant aux huiles de tournesol et de carthame riches en acides gras poly-insaturés, on les utilisera avec plus de parcimonie.

Toutes ces huiles extraites de première pression à froid doivent impérativement être consommées crues, sans les chauffer sous peine de devenir très toxiques, mise à part l'huile d'olive qui peut supporter des températures de 200 à 220 °C.

LES PROTÉINES

Les produits et sous-produits animaux dont on a parlé à propos des « mauvaises graisses » sont aussi sources de protéines, indispensables à la construction et au renouvellement des tissus. On peut varier ces apports en consommant d'autres aliments dont la valeur protéique est tout aussi intéressante sans les inconvénients précités : poissons, œufs frais de ferme ou d'élevage biologique, protéines végétales issues de la transformation du soja ou des céréales (tofu, tempeh, seitan, tamari, miso), légumineuses associées à une céréale pour réunir tous les acides aminés, algues. N'oublions pas que, sauf dans de rares cas de malnutrition liés à l'anorexie ou à l'anémie, l'homme occidental moderne souffre plutôt d'un excès de protéines dans son alimentation que d'une carence.

LE SUCRE

Les sucres industriels raffinés sont mis en cause dans de nombreux troubles nerveux et psychiques, ainsi qu'en cas de déséquilibres hépatiques, pancréatiques et de déminéralisation. Ils favorisent en effet la prolifération de bactéries nocives dans la bouche (caries dentaires) et dans tout le tube digestif (perturbation de la flore intestinale) ce qui peut entraîner des phénomènes inflammatoires et infectieux divers dans toutes les parties du corps fragilisées.

Il est préférable de consommer des sucres complexes comme le suc de canne complet séché au soleil, les malts de riz ou de maïs, le sirop d'agave riche en fructose, le poiret (jus de pomme et de poire déshydraté), les fruits secs, le miel en petites quantités. L'envie de consommer du sucre provient souvent d'une alimentation non équilibrée et carencée. La consommation régulière de fruits et céréales complètes en fait souvent disparaître le besoin.

Dans une démarche consciente vers une autre alimentation, l'essentiel est de procéder par étapes sans vouloir tout changer du jour au lendemain. Un tableau récapitulatif de conseils généraux, en fin de chapitre, pourra vous aider à retrouver les bases essentielles d'une alimentation saine. L'important est de toujours rester à l'écoute des sensations de votre corps et de votre plaisir afin de laisser s'exprimer de nouveaux besoins. On peut mettre des années à améliorer son mode d'alimentation, l'important est de commencer en écoutant notre désir de changement et de constater les effets positifs sur notre santé et notre bien-être.

LES ALIMENTS VIVANTS

En général, l'homme occidental moderne consomme très peu d'aliments vivants. Les travaux du Dr Ed. B. Székely ont permis de classer les aliments selon un critère qualitatif. Il distingue 4 sortes d'aliments regroupées en 2 catégories :

Les aliments vivants

- Les aliments biogéniques (qui donnent la vie) : les graines germées, les algues de mer, la spiruline, les aliments fermentés, le pollen, la gelée royale, le ginseng (et d'autres adaptogènes).
- Les aliments bioactifs (qui maintiennent la vie) : les fruits, les légumes et les oléagineux crus, très frais.

Les aliments morts

- Les aliments biostatiques (qui ralentissent la vie) : les aliments cuits ou crus stockés longtemps, ainsi que certains aliments d'origine animale : œufs de ferme, lait bio cru, viande d'animaux élevés naturellement, etc.
- Les aliments biocidiques (qui tuent la vie) : les aliments qui contiennent des produits chimiques (additifs, colorants) et ont subi un conditionnement industriel.

On considère qu'une alimentation vivante comprend au moins 75 % d'aliments vivants. Sans pour autant adopter constamment ce type d'alimentation, on peut essayer de s'en approcher lors de cures revitalisantes ou bien d'introduire ces aliments vivants dans nos repas. L'homme moderne consomme en moyenne seulement

20 % d'aliments bioactifs, 0 % d'aliments biogéniques et 80 % d'aliments « morts ».

Les aliments vivants sont très riches en minéraux, oligo-éléments et enzymes. Dans le processus métabolique de la digestion, les enzymes sont la clé de tous les phénomènes de transformation et d'assimilation des aliments. Ce sont elles qui permettent de transformer l'amidon en sucres simples, les protéines en acides aminés, les graisses en acides gras. Elles permettent aussi la synthèse de nombreuses vitamines et la mise à disposition de certains minéraux. Les aliments crus riches en enzymes sont aussi riches en fibres nécessaires à un bon transit intestinal. Les enzymes sont, hélas, détruites à toute forme de cuisson vers 50 °C. Il est donc important de consommer régulièrement des végétaux crus au début du repas. Pour les personnes à l'intestin irrité, commencer par des jus de légumes fraîchement extraits à la centrifugeuse. Quant aux fruits frais et séchés (penser à les faire tremper au moins 12 heures), il est impératif de les consommer entre les repas et non pas en fin de repas, en faisant une pause fruits vers 11 h et 17 h par exemple. Si l'alimentation est dépourvue d'enzymes, c'est dans le corps lui-même qu'ils seront puisés afin d'assurer la digestion des aliments. Ces enzymes ne seront alors plus disponibles pour assurer le nettoyage extra et intracellulaire. L'organisme va alors s'intoxiquer peu à peu en laissant stagner en lui des substances qui auraient dû être évacuées.

Parmi les aliments vivants, nous en avons sélectionné 3 qui sont particulièrement intéressants et faciles à introduire dans l'alimentation quotidienne : les graines germées, les algues et les aliments lacto-fermentés.

Les graines germées

Non seulement elles sont riches en enzymes, mais aussi en nombreux nutriments : acides aminés, minéraux, vitamines, oligo-éléments, chlorophylle. Ce sont des aliments délicieux porteurs d'un formidable potentiel de vie. Leurs qualités revitalisantes et énergétiques sont exceptionnelles. Les graines germées sont des aliments hautement assimilables car « prédigérés » par la germination.

Que peut-on faire germer ?

Les céréales : blé, sarrasin, orge, épeautre, maïs, millet. Riches en enzymes, vitamines, vitalité solaire.

Les légumineuses : soja vert, pois, pois chiches, lentilles. Riches en protéines prédigérées.

Les oléagineux : graines de tournesol, courge, lin, sésame. Riches en vitamines, minéraux, acides aminés, acides gras essentiels.

Les plantes : luzerne, trèfle, cresson, fenugrec, moutarde, quinoa, ortie, amarante.

Riches en chlorophylle, minéraux et oligo-éléments rares.

Comment faire germer ?

Le plus simple est d'acheter en magasin diététique un germoir à 3 étages pour la variété et la régulation automatique d'arrosage. Faire tremper les graines choisies dans de l'eau pure (Volvic, Mont- Roucous ou eau osmosée) :

- 4 à 6 heures pour les plantes et les oléagineux,
- 12 à 15 heures pour les céréales,
- 12 à 24 heures pour les légumineuses.

Après trempage, les rincer et les disposer sur les plateaux du germoir. Rincer 1 à 2 fois par jour. La germination apparaît entre le 2e et le 5e jour. On peut consommer les germes très courts (leur potentiel enzymatique sera au maximum) ou jusqu'à 3 cm. Si la plante dépasse 3 cm, on consomme seulement la pousse verte. Pour les légumineuses (sauf le soja), on consomme seulement la pousse.

Comment les consommer ?

À jeun ou associées aux crudités. On peut aussi les mélanger aux laitages, compotes ou aliments cuits après la cuisson pour apporter des enzymes.

Précautions

N'utiliser que des graines bio et ne pas négliger les rinçages pour éliminer les éventuelles moisissures.

Dosage recommandé

Progressivement, de 1 cuillère à café à 3 cuillères à soupe par personne en évitant de les consommer le soir, tout du moins au début.

Consommer par cures de 2 à 3 semaines quotidiennement ou régulièrement plusieurs fois par semaine.

Les algues

Les algues commencent à apparaître dans la cuisine occidentale. Elles restent à découvrir car elles représentent un apport nutritif de très haute qualité. Elles sont riches en acides aminés, enzymes, vitamines. Leur teneur en minéraux et oligo-éléments est exceptionnelle surtout pour le calcium, le fer, le zinc et le cobalt. Leur richesse en iode en fait un excellent régulateur thyroïdien.

Les principales algues alimentaires sont la kombu, le wakamé, le spaghetti de mer, l'iziki, l'aramé, la nori, la dulse, la laitue de mer et l'agar-agar.

La kombu s'utilise pour la cuisson des céréales et des légumineuses qu'elle attendrit et rend plus digestes. Toutes les autres peuvent entrer dans la composition de nombreux plats : gratins, soupes, quiches et tartes salées, soufflés. Certaines comme la nori, la laitue de mer, la dulse, l'aramé, l'iziki peuvent être consommées crues, mais il faut les réhydrater et les mélanger aux crudités, céréales, légumes.

L'agar-agar est un épaississant de premier choix pour les crèmes, flans, entremets, soupes et potages, gelées, confitures.

Osez découvrir leurs saveurs originales en commençant à saupoudrer la nori ou la dulse en paillettes sur les salades. Elles représentent un trésor de bienfaits encore trop méconnus. Consommer des algues de temps en temps permet de limiter nos besoins en compléments alimentaires tant leur apport en nutriments est riche. De nombreuses préparations alimentaires délicieuses sont possibles avec les algues. N'hésitez pas à consulter un livre de cuisine sur les algues pour trouver des idées de recettes avec ces légumes de mer aux propriétés exceptionnelles.

La spiruline est une algue d'eau douce, elle aussi très intéressante sur le plan nutritionnel : elle contient tous les acides aminés, beaucoup d'enzymes et de substances biologiques indispensables à la santé physique et psychique. On peut l'utiliser en poudre sur les crudités ou céréales ou bien confectionner de délicieuses pâtes à tartiner en mélangeant de la spiruline à de l'huile d'olive, des herbes aromatiques et de l'ail écrasé.

Les aliments lacto-fermentés

Ce sont des aliments à découvrir dans une cuisine vivante et variée. De tout temps, la lacto-fermentation a été utilisée comme principe de conservation des aliments en même temps que source de santé et de longévité.

Les aliments lacto-fermentés subissent une transformation par des bactéries lactiques qui se nourrissent de leurs glucides en produisant de l'acide lactique. Ce dernier, en acidifiant les aliments, permet leur conservation par une action anti-microbienne tout en leur apportant de nouvelles propriétés. D'une manière générale, les aliments lacto-fermentés ont une action très bénéfique sur l'organisme :

– action antiseptique de tout l'appareil digestif avec un effet positif sur la flore intestinale ;

– activation de la digestion des glucides et des protéines ;

– stimulation du système immunitaire ;

– accroissement de la synthèse des vitamines B et PP.

D'autre part, la teneur en vitamines des aliments lacto-fermentés est augmentée : c'est le cas de la choucroute pour la vitamine C.

Les aliments lacto-fermentés les plus courants sont : la choucroute, les carottes, les betteraves, le pain au levain, les produits issus de la transformation du soja et des céréales (tamari, shoyu, miso, tempeh)... Les grains fermentés sous forme de poudre à ajouter aux aliments (ou sous la forme d'un complément alimentaire) sont très pratiques et très intéressants pour l'équilibre de l'intestin et de la flore intestinale.

Ces aliments sont des aliments vivants, très actifs et très favorables au maintien optimal des fonctions vitales essentielles. Il est bon de les introduire dans notre alimentation avec une seule réserve pour les terrains très acidifiés : les personnes longilignes ou maigres, très frileuses ou très rétractées devront consommer ces aliments en toutes petites quantités.

LA MONODIÈTE

Nous l'avons vu précédemment : nous souffrons avant tout d'une alimentation trop riche en graisses, sucres, protéines et carencée en éléments vitaux. Même des aliments sains peuvent devenir sources d'intoxication si nous en abusons. De tous temps, les êtres humains, tout comme certains animaux, ont su mettre leur organisme au repos, plusieurs fois par an, souvent aux changements de saison par la pratique de jeûnes ou de monodiètes. En effet, cet utile repos métabolique permet de libérer l'organisme de l'encrassement humoral, des toxines et résidus métaboliques mal évacués par le foie, les reins ou l'intestin. À l'origine de la plupart de nos maux et problèmes de santé se trouve une toxémie ou intoxication de l'organisme. Un schéma, en fin de chapitre, nous éclaire sur cette théorie humorale.

Une manière simple, à la portée de tous, pour permettre au système immunitaire de se consacrer entièrement au nettoyage des organes et du milieu extracellulaire, est de pratiquer la monodiète. Nous n'aborderons pas le jeûne qui demande plus de précautions, alors que la monodiète est plus facile à réaliser par tout le monde, en toutes saisons. Elle est beaucoup moins éprouvante sur le plan physique et psychologique. Voici quelques conseils pour la réaliser de façon efficace et agréable.

Choix de l'aliment de la monodiète

Ce choix dépendra de la saison. Préférer les fruits mûrs, biologiques pour la saison chaude. La pêche et le raisin sont les deux grands classiques. En saison froide, on optera plutôt pour une céréale légère : riz semi-complet ou quinoa. Les soupes ou bouillons de légumes sont très appréciés aussi. La cure de carottes ou de pommes (crues ou cuites) est réalisable en toutes saisons.

Préparation

Faire une douche rectale la veille au soir du premier jour ou, mieux encore, chaque soir de la monodiète ; la veille au soir également, ne manger qu'une simple soupe épaisse de légumes (riche en fibres).

Durée

– De quelques jours à 15 jours (voire plus pour les personnes habituées).
– Ou un repas monodiététique par jour pendant une semaine.
– Ou un jour de monodiète par semaine pendant 1 ou 2 mois.

Protocole

Consommer le même aliment (cru ou cuit) toute la journée (selon les besoins de 500 g à 2 kg par jour).
Éventuellement adjoindre des tisanes ou des jus frais du même aliment.

Reprise alimentaire

Elle sera d'autant plus longue que la monodiète aura été longue (de 1 repas à 3 jours). Consommer d'abord d'autres fruits ou légumes crus et des jus frais, puis des légumes cuits. Introduire peu à peu quelques protéines légères (œuf coque, tofu, algues...) puis quelques céréales. Reprendre une alimentation normale, la plus hypotoxique possible.

LES COMPATIBILITÉS ALIMENTAIRES

De mauvaises associations alimentaires et l'excès général de mélanges sont souvent à la source de bien des problèmes intestinaux : ballonnements, fermentations, digestions lentes et difficiles, lourdeurs et aigreurs d'estomac, fatigue, mal-être général. Cela résulte du fait que les différentes catégories d'aliments – protéines, amidons, graisses, fruits etc. – ont des modes et des durées de digestion très différents.

Trop de mélanges peuvent donc provoquer des digestions excessivement longues d'où les nombreux désagréments qui en résultent. Sans vouloir tout dissocier (ce qui pourrait être source de carences), quelques règles simples peuvent nous aider à conserver ou retrouver un bon confort digestif.

Règle n° 1

Les fruits crus quittent le repas. On les prend à 11 h et/ou 18 h. Seuls fruits tolérés à la fin du repas : papaye, ananas bien mûr, pomme douce.

Règle n° 2

Ne pas associer au même repas une protéine forte avec un amidon fort (surtout si les deux apports sont importants quantitativement). On peut par contre associer une protéine forte à un amidon faible.

• Protéines fortes : viandes et volailles, poissons, fromages cuits, huîtres, moules, œufs...
• Protéines faibles : algues, tofu, fromage frais, champignons...
• Amidons forts : riz complet, millet, avoine, blé, épeautre, sarrasin, maïs, orge, seigle, pain complet...
• Amidons faibles : potiron, patate douce, potimarron, châtaigne, boulghour, riz blanc ou semi-complet, quinoa.

Les céréales (amidons forts) peuvent être consommées en même temps que les légumineuses (lentilles, pois cassés, pois chiches, soja, etc.) selon une association 2/3 de céréales, 1/3 de légumineuses pour profiter de tous les acides aminés essentiels.

Les céréales seront plus digestes si on les fait tremper de 5 à 12 heures avant de les faire cuire. Il est important de bien les mastiquer, de même que les légumineuses.

Règle n° 3

Ne pas consommer d'aliments acides (fruits ou légumes acides, laitages) en même temps que les amidons.

Règle n° 4

Ne pas oublier de consommer des légumes de saison crus et cuits. Ils sont, eux, compatibles avec tous les autres aliments. Commencer toujours les repas par une crudité de saison.

Quelques clés essentielles

– La variété, pour créer des repas gais et appétissants.

– Choisir des légumes et des fruits de saison, du terroir (c'est encore mieux), le plus frais possible et issus de culture biologique.

– Consommer des aliments crus.

– Introduire peu à peu les graines germées, les algues, les jus de légumes et/ou de fruits frais extraits à la centrifugeuses, les aliments lacto-fermentés.

– Choisir un mode de cuisson qui préserve la richesse des minéraux : vapeur douce ou étouffée.

– Prendre le temps de se faire plaisir en mangeant dans la convivialité et la bonne humeur.

L'ÉQUILIBRE ACIDO-BASIQUE

Les travaux de L. C. Vincent sur la bioélectronique nous éclairent sur la notion de terrain et mettent en évidence l'importance d'une hygiène de vie correcte pour rester en bonne santé. Ces recherches concernent trois paramètres très variables propres à tout milieu vivant :

• *Le pH* : c'est le taux d'alcalinité ou d'acidité. De 1 à 6, un milieu est acide ; à 7, il est neutre ; de 8 à 14, il est alcalin.

• *Le RH 2* : c'est le pourcentage d'oxydoréduction, il correspond au taux d'électrons disponibles pour le bon échange extra et intracellulaire. De 0 à 28, un milieu est réduit : les électrons sont nombreux et libres pour participer à toutes les réactions biochimiques des cellules. À 28, c'est l'équilibre électronique. De 28 à 42, un milieu est oxydé : les électrons sont captés par les substances oxydantes.

• *La résistivité ou RÖ*: c'est la capacité d'un milieu à résister au courant électrique et aux rayonnements magnétiques qui peuvent perturber les échanges. La résistivité se mesure de 0 à l'infini.

(Voir le schéma ci-contre.)

Pour être en bonne santé, il faut maintenir dans le corps au niveau sanguin un certain équilibre acido-basique qui dépend directement des résidus alimentaires métabolisés. L'équilibre se trouve à un pH compris entre 7,35 et 7,45° :

– Si le pH est inférieur à 7,35, l'organisme est en état d'acidose.

– Si le pH est supérieur à 7,45, il est en état d'alcalose.

On considère que cet équilibre est maintenu en consommant environ 40 % d'aliments acidifiants et 60 % d'aliments alcalinisants.

Les aliments acidifiants

Les produits animaux, les œufs, les fromages, les produits laitiers riches en petit lait, les huiles raffinées, les céréales complètes ou non, le pain, les pâtes, les légumineuses, le sucre blanc (toutes les sucreries), les fruits oléagineux (sauf amandes), le café, le thé, le cacao, le vin. Ces aliments sont acidifiants pour tout le monde.

Les aliments acides

Les fruits pas mûrs, les petits fruits (groseille, cassis, framboise), les agrumes, certaines variétés de pommes, les cerises, les prunes, les abricots, les légumes acides (tomate, rhubarbe, oseille, cresson, épinards, chou-

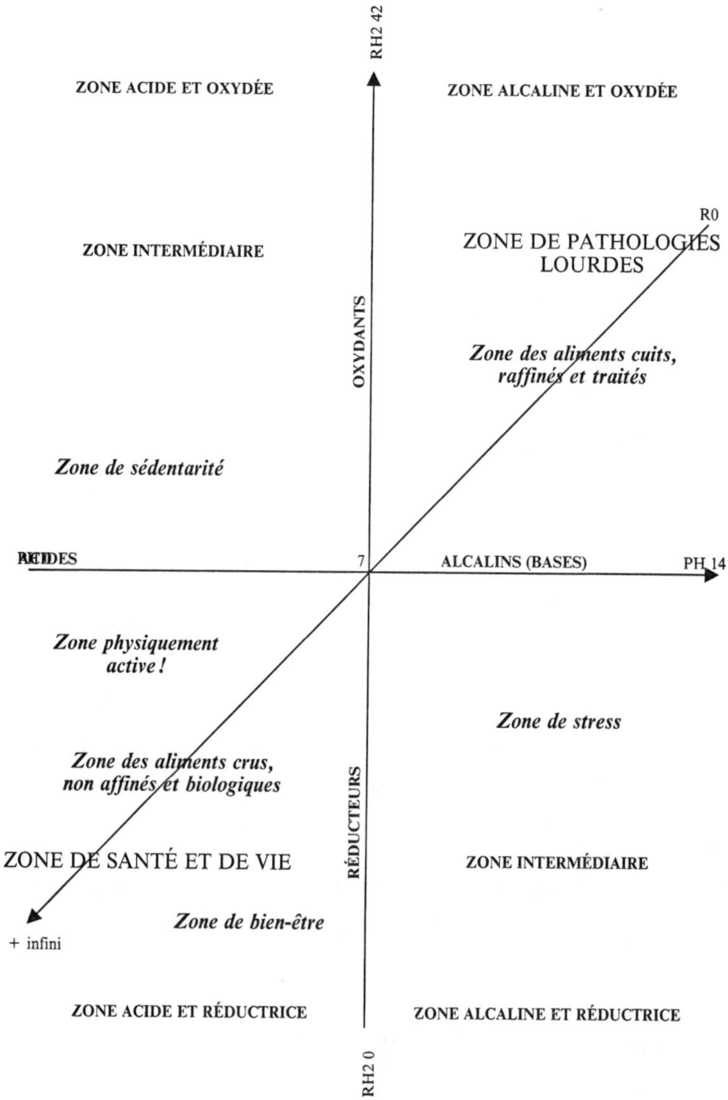

Notions de bioélectronique

croute), les jus de fruits, les boissons industrielles sucrées, le miel, le vinaigre.

Ces aliments acides ont une action acidifiante ou alcalinisante suivant la personne qui les consomme.

Les aliments alcalinisants

La plupart des légumes crus ou cuits, les pommes de terre, le maïs, le lait, la crème, le petit lait frais, les bananes, les poires et certaines pommes douces, les amandes, les châtaignes, les fruits secs (sauf abricot). Ces aliments sont toujours alcalinisants.

Que se passe-t-il lorsque les tissus s'acidifient ?

D'une manière générale, l'alimentation moderne ainsi que nos modes de vie sont facteurs d'acidification des tissus. Lorsque les tissus s'acidifient, le corps fait appel à ses réserves minérales pour neutraliser les acides. Un état de déminéralisation plus ou moins important s'installe progressivement. Le sang, lui, va devenir plus alcalin. Cette alcalose du sang correspond en bioélectronique à une dégradation du terrain toujours associée à une augmentation de l'oxydoréduction et à une baisse de la résistivité. Dans le schéma intitulé « Notions de bioélectronique », la zone n° 2 est celle des pathologies lourdes et dégénératives. À l'opposé, la zone de santé et de vie (zone n° 3) est plutôt acide, réduite et d'une haute résistivité.

Comment garder l'équilibre

Pour maintenir un bon équilibre acido-basique et des échanges performants au niveau de nos cellules, il est essentiel d'avoir une hygiène de vie correcte, tant sur le plan alimentaire que sur le plan psychologique et corporel.

Ces quelques conseils peuvent nous aider à conserver cet équilibre :

– Consommer plus de végétaux crus et d'aliments vivants, remplacer les aliments raffinés par des aliments complets, réduire notre consommation de produits et sous-produits animaux.

– Pratiquer des monodiètes régulièrement.

– Augmenter l'oxygénation et la circulation des liquides du corps en pratiquant un exercice physique régulièrement et en pensant à faire de grandes respirations profondes, ventrales en ralentissant sur l'expir.

– Réaliser des drainages, hépato-biliaire et cutané, par les plantes, l'exercice, les bains chauds (hammams ou saunas).

– Penser aux apports minéraux, vitaminiques, enzymatiques et autres antioxydants, de préférence par des aliments riches en ces substances ou bien par des compléments alimentaires de qualité.

– Pratiquer des douches rectales de temps en temps, surtout aux changements de saison, à l'occasion des monodiètes par exemple pour supprimer les fermento-putrescences du côlon, source d'intoxication majeure.

Tous les autres conseils donnés au cours de ce chapitre aident également à retrouver ou à conserver un bon équilibre acido-basique.

L'EAU, SOURCE DE VIE

Il est impossible de parler d'une alimentation saine sans aborder la question de l'eau. Nous savons que l'être humain comporte en lui-même de 65 à 80 % d'eau selon son poids et son âge. L'eau est indispensable au fonctionnement de tous les phénomènes vitaux. Il est essentiel que les cellules puissent trouver dans l'eau un support pur propice à tous les échanges extra et intracellulaires. En effet, c'est toujours par l'intermédiaire de molécules d'eau que les autres molécules ou cellules échangent des informations et cela à trois niveaux : vibratoire, électromagnétique et physico-chimique.

Une eau chargée en minéraux, calcaire, métaux lourds, pesticides ou autres poisons inassimilables par l'organisme a tendance à s'accumuler dans le milieu extracellulaire et à augmenter sa concentration ou pression osmotique. Cela va perturber les échanges entre l'extérieur et l'intérieur de la cellule ; celle-ci a du mal à éliminer ses toxines qui vont s'accumuler dans le sérum sanguin. Une surcharge du rein va en découler, celui-ci devenant incapable d'éliminer tous ces déchets. L'organisme glisse alors doucement vers la toxémie, puis vers tous les problèmes liés à une déficience immunitaire et à la dégénérescence cellulaire.

Une eau de qualité doit être la plus pure possible et répondre à des facteurs bioélectroniques satisfaisants :

– pH légèrement acide,

– RH2 < 28 : la plus réduite possible,

– résistivité : la plus haute possible.

L'eau ne doit pas être liée par des éléments qui mobilisent ses molécules ou parasitent les échanges et les informations.

Malheureusement, selon ces critère de vie, presque toutes les eaux du robinet sont impropres à la consommation ainsi que la plupart des eaux minérales, à part Volvic et Mont-Roucous. Les autres ne sont consommables que sur de très courtes périodes selon un protocole thérapeutique.

L'eau idéale est un nettoyeur cellulaire, elle doit être pure : elle est bonne pour ce qu'elle emporte, non pour ce qu'elle apporte ! Une solution pratique et performante pour avoir une eau de qualité à son robinet est de faire installer un appareil de filtration à osmose inverse. Il en existe de nombreux types sur le marché, adaptables à tous les besoins.

Cette eau pure doit être bue en quantité suffisante de 1,5 à 2 litres selon la saison, de préférence entre les repas ou au moins une demi-heure avant. Beaucoup de personnes ne boivent pas assez et ne ressentent jamais la soif ! Des recherches médicales aux États-Unis font état d'une déshydratation quasi générale des populations citadines. Moins on absorbe d'eau assimilable par le milieu cellulaire (les boissons sucrées, le café, le thé, la bière ne le sont pas), moins on ressent la soif. De nombreux problèmes d'hypertension et de cholestérol sanguin peuvent découler de cette déshydratation cellulaire.

Boire une eau pure est donc une condition nécessaire à la santé. Pour lui rendre sa vitalité et son énergie d'origine, on peut utiliser un plateau ou un pichet régénérant. Ce sont des appareils de dynamisation de l'eau qui produisent une ionisation négative et une restructuration de l'eau pour la rendre biocompatible.

Dans notre recherche de santé, n'oublions pas que l'eau, source et support de toute vie, doit être apportée quotidiennement à l'organisme. Cette eau devra être de qualité satisfaisante et bue en quantité suffisante pour pouvoir jouer son rôle de nettoyage organique et de médiateur cellulaire.

CONCLUSION

Commencer à modifier son alimentation, c'est s'occuper de soi-même, s'accorder du temps pour une démarche globale vers plus de bien-être, de santé et d'autonomie. Pour que cette aventure vers une meilleure connaissance de soi reste toujours une source d'énergie et de vie, n'oublions pas le plaisir ! Tout aliment, même le plus sain, consommé dans le stress, la mauvaise humeur et les soucis pourra devenir un poison pour le corps. À l'inverse, un repas copieux légèrement arrosé et partagé dans la convivialité avec ceux qu'on aime pourra nous faire le plus grand bien. Si nous le désirons, expérimentons divers régimes ou théories alimentaires, mais ne sombrons jamais dans le sectarisme. Changer son alimentation ne doit pas être synonyme de casse-tête ou de culpabilité mais au contraire source de découvertes et de plaisirs nouveaux.

Notions d'humorisme

Les excès ou mauvais métabolismes de séléments suivants forment des surcharges de 2 types :
colloïdales ou cristalloïdales

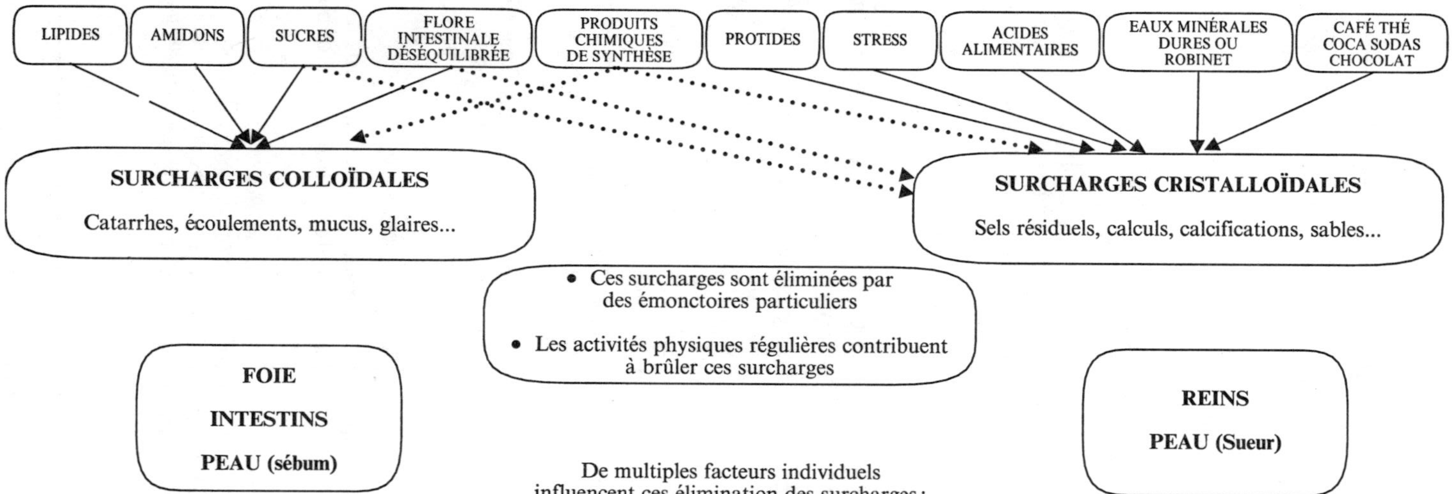

De multiples facteurs individuels
influencent ces élimination des surcharges :
vitalité, tempéraments, pollutions, carences,
modes de vie mais aussi les influences psychologiques

Nous comprenons ici la nécessité d'avoir des émonctoires performants et en bon état.
Tout ce qui ne peut être éliminé ou brûlé va chercher une issue de secours ailleurs ou bien être stocké.
Apparaissent alors tous les troubles aigus, chroniques ou lésionnels en fonction de la vitalité de la personne et de son degré d'intoxication.

La notion de terrain prend ici toute sa valeur.
La bonne santé résulte d'un échange toujours menacé entre ce qui entre dans le corps, ce qui en sort
et tous les facteurs environnementaux dans lesquels baigne l'individu.

Conseils pour une meilleure alimentation Abandonner peu à peu les mauvaises habitudes figurant à gauche pour adopter celles de droite

Je consomme des aliments traités et raffinés.	Je découvre peu à peu les aliments biologiques.
Je consomme régulièrement du pain blanc, riz blanc, etc.	J'introduis peu à peu pain complet biologique au levain et céréales semi-complètes, puis complètes si bien tolérées.
Je consomme des huiles et du sel raffinés.	Je découvre les saveurs des huiles garanties « 1re pression à froid » carthame, tournesol, soja, olive, sésame... et le sel gris de mer, gomasio, tamari, shoyu...
Je suis très carnivore.	Je préfère varier les protéines animales : poissons, œufs bio très frais, volailles et je découvre les protéines végétales : galettes de soja, tempeh, seitan, légumineuses associées aux céréales, etc.
J'ai souvent à ma table charcuterie, abats, crustacés.	J'apprends à apprécier les pâtés végétaux, saucisses et préparations à base de soja.
Je consomme beaucoup de fromages et de beurre.	Je préfère les fromages frais (de 0 à 30 % mg) et les fromages de chèvre ou brebis. Je découvre les margarines biologiques, les purées d'amandes, noisette, sésame.
Jamais de fruits ni de légumes secs.	Je consomme des fruits crus à 11 h et 18 h et des crudités au début des repas.
Je suis sucrivore et consomme régulièrement des pâtisseries industrielles et confiseries.	Je choisis les sucres complets, sirop de datte, sirop d'agave, les fruits séchés, le miel, je préfère les biscuits bio peu sucrés et des gâteaux maison légers.

J'adore manger très épicé.	Je découvre la grande variété des aromates et évite surtout le poivre moulu.
Je bois du thé ou du café plusieurs fois par jour régulièrement.	J'apprends à varier les saveurs avec les tisanes aux plantes. J'apprécie les succédanés de café type Bambu, Caro, Cérécof ; les thés peu théinés type Tuocha, de 3 ans, bancha, le maté, le thé mû.
Je bois très peu.	Je bois 1 à 2 litres par jour suivant climat et saison.
Je consomme surtout des jus de fruits très sucrés, sirops, sodas, limonades.	Je découvre les délicieux jus de légumes et/ou fruits frais réalisés chez moi avec une centrifugeuse et leurs vertus revitalisantes.
Je consomme l'eau du robinet ou n'importe quelle eau minérale.	Je choisis des eaux pures, peu minéralisées : Volvic, Mont Roucous, ou mieux encore j'installe chez moi un appareil de filtration à osmose inverse.
Je mélange régulièrement et gastronomiquement les aliments.	Je découvre les lait de soja, amande, riz.
Je mange vite dans le stress et je mastique peu.	Je respecte les associations correctes des aliments en évitant de trop mélanger. J'essaie de me relaxer un peu avant le repas en effectuant quelques respirations profondes. Je malaxe bien les aliments et essaie de manger dans la bonne humeur.
Je cuis mes aliments sans souci du mode de cuisson et trop longtemps.	Je privilégie les modes de cuisson vapeur douce ou étouffée pour les aliments biologiques, je réduis mon temps de cuisson et découvre les saveurs des légumes et fruits cuits « al dente ». J'évite le plus possible de frire ou cuire les aliments avec de la matière grasse.

REPAS-TYPE D'UNE JOURNÉE D'HIVER

Petit déjeuner	1 jus de carotte-betterave-pomme puis 1/2 h après, des flocons 5 céréales toastés avec du lait d'amandes
Vers 11 h (facultatif)	1 tisane aux plantes (thym, menthe, thym citron) et une ou deux pommes crues
Déjeuner	Chou rouge ou vert râpé + quelques noix ou amandes + quelques tranches de pommes crues + graines germées (blé ou alfalfa) + sauce (huile d'olive, tamari, purée de sésame) Riz 1/2 complet ou quinoa ou sarrasin avec purée de pois cassés ou lentilles Compote maison de pommes et poires, sans sucre ajouté
Vers 17 h ou 18 h	1 banane bien mûre ou 2 kiwis ou 8 pruneaux trempés depuis 12 h
Dîner	Salade de mâche + choucroute crue + fenouil cru + quelques algues Soupe épaisse au potimarron Flan aux algues maison

REPAS-TYPE D'UNE JOURNÉE DE PRINTEMPS

Petit déjeuner	1 infusion de fenouil/reine des prés 150 à 200 g de fromage blanc à 20 % ou 1 yaourt + 1 c.à café huile de germe de blé + 1 c. à soupe de pollen (de préférence frais) + 2 à 3 c. à soupe de blé germé et/ou de tournesol germé + 1/2 banane bien mûre écrasée
Vers 11 h (facultatif)	1 jus de légumes et fruits extraits à la centrifugeuse : carotte, fenouil, pomme, persil, etc.

Déjeuner	Crudités variés (salade, radis, petit pois, carotte ou betterave lacto-fermentées) avec du tamari + huile d'olive + huile de sésame + algues nori en paillettes ou quelques graines germées Poisson au four avec aromates (fenouil, thym, laurier + légumes cuits à la vapeur (petits pois/carottes ou brocolis) Quelques gâteaux secs biologiques
Vers 17 h ou 18 h	Environ 300 g de cerises ou fraises bien mûres
Dîner	Salade de pissenlits + 1/2 avocat + 1 c. à café de graines de courges + persil, estragon ou basilic Artichauts cuits à la vapeur Épeautre concassé + tempeh revenu dans du tamari avec des oignons

REPAS-TYPE D'UNE JOURNÉE D'ÉTÉ

Petit déjeuner	1 jus de fruits frais Lait fermenté (kéfir) ou fromage blanc + cannelle + 1 c. à café de raisins secs trempés la veille + purée d'amandes
Vers 11 h (facultatif)	1 infusion + quelques abricots ou prunes bien mûrs
Déjeuner	Concombres + tomates + pourpier + oignons + olives noires + pousses d'alfafa Sauce : 1/2 yaourt + gomasio + huile d'olive + huile de tournesol + citron + lécithine de soja ou céréales lacto-fermentées 2 œufs coque + ratatouille niçoise 2 à 3 tranches d'ananas bien mûr
Vers 17 h ou 18 h	Salade de fruits mélangés + 1 infusion de menthe et thym

Dîner	Salade verte + algues + graines de tournesol germées + pain bio au levain Gratin de courgettes (à base d'œufs + lait de soja) Tarte aux fruits maison

REPAS-TYPE D'UNE JOURNÉE D'AUTOMNE

Petit déjeuner	1 jus de raisin frais au réveil 1 thé mû + 2 tranches de pain bis ou complet au levain avec purée d'amandes
Vers 11 h (facultatif)	2 kakis ou 2 pommes
Déjeuner	Chou-fleur cru + endives + soja germé + blé germé + choucroute lacto-fermentées Tarte de légumes + champignons Yaourt au soja
Vers 17 h ou 18 h	1 à 2 grappes de raisin bien mûr + infusion de cannelle + anis vert + fenouil
Dîner	Salade verte + cubes de fêta + quelques noisettes ou amandes ou noix Soupe de légumes épaisse peu cuite Gâteau maison aux pommes ou aux fruits secs (cake)

RÉVEILLER SON ESPRIT

Notre peur la plus profonde
n'est pas que nous ne soyons pas à la hauteur.
Notre peur la plus profonde
est que nous sommes puissants au-delà de toute limite.
C'est notre propre lumière
et non pas notre obscurité qui nous effraie le plus.
Nous nous posons la question :
« Qui suis-je moi pour être brillant, radieux,
talentueux et merveilleux ? »
En fait, qui êtes-vous pour ne pas l'être ?

Nelson Mandela [1]

Nous l'avons observé à maintes reprises : le corps est le miroir de l'être. Rechercher la santé sans se préoccuper des énergies conscientes et inconscientes qui dirigent nos vies est une illusion. Pour trouver la cause de la cause de la cause... de nos problèmes physiques et de nos difficultés à vivre, il est primordial, à un moment ou à un autre, de s'accorder le temps de se poser les vraies questions. Étant profondément convaincu de cela et

1. Extrait du discours qu'il a prononcé lors de son investiture à la présidence de la République d'Afrique du Sud.

l'ayant pour notre part expérimenté, nous vous proposons quelques clés pratiques, simples et basiques pour soigner les « maux » de l'âme :

– *Première étape* : Faire le bilan. Cela permet de prendre le recul nécessaire sur sa vie, de ne plus s'identifier uniquement au rôle que nous jouons et d'accepter certains des autres rôles qui nous dérangent. Ce bilan permet enfin de faire ressortir les vrais problèmes, d'oser aborder la partie cachée de l'iceberg... tout en relativisant certaines autres difficultés qui nous paraissaient pourtant importantes.

– *Seconde étape* : se réconcilier avec soi et ses émotions. Un acteur célèbre expliquait récemment à la radio qu'il avait choisi ce métier par peur de la réalité. Grâce à la scène, il pouvait exprimer plus facilement certaines de ses émotions refoulées. En fait, son métier lui servait de thérapie. Cette étape peut paraître puérile, elle est pourtant essentielle : c'est un passage incontournable pour une authentique réconciliation. Nombre de nos pulsions émotionnelles sont taboues devant l'image idéale qu'il faut assumer, elles sont retenues et cachées au plus profond de soi. Oser les exprimer permet de se retrouver et de se libérer de la prison dans laquelle nous nous étions enfermés. Celle d'un paraître qui voulait masquer les failles que nous nous refusions.

Passé cette étape, notre profession, nos projets personnels, notre famille, notre vie affective et sexuelle sont des terrains sur lesquels notre être va pouvoir trouver l'équilibre entre le ressenti et l'action, le yin et le yang.

FAIRE LE BILAN

Cette première étape peut vous aider à observer votre vie sans la juger, elle vous permettra également de trouver le dénominateur commun à vos insatisfactions.

Simple et efficace, ce travail nécessite tout de même de s'accorder quelques heures de recul et de réflexions. Organisez-vous cette disponibilité, prenez six feuilles de papier et de quoi écrire. De la sincérité et de l'attention que vous y porterez dépendra la qualité du résultat.

Première feuille : votre profession ou votre vie sociale

Partagez la feuille en deux colonnes, à gauche la colonne des moins, à droite celle des plus. Le jeu consiste à comptabiliser les « bons » et les « mauvais » aspects de votre situation, en fonction de **l'intensité de l'émotion** qu'ils déclenchent chez vous. Par exemple, un travail épanouissant, qui procure un sentiment de réussite peut susciter de la satisfaction, du plaisir, du contentement ou du bonheur ; au contraire le fait d'être au chômage et de ne pas réussir à décrocher un emploi peut être source de déception, de frustration, ou de colère. Passez en revue tous les aspects de votre travail et de votre vie sociale et attribuez-leur une note positive ou négative de 0 à 5, en fonction de l'intensité de *votre ressenti.*

Pour vous aider, voici quelques repères :

0 = je suis neutre : « cela m'est égal, sans importance »

–	+
– 1 = je suis ennuyé ou agacé : « c'est dommage »	+ 1 = je suis satisfait : « c'est bien »
– 2 = je suis soucieux/contrarié : « ça me dérange »	+ 2 = je suis content : « ça me fait plaisir »
– 3 = je suis triste/en colère : « la vie est difficile »	+ 3 = je suis en joie : « la vie est belle »
– 4 = je souffre : sentiment d'abandon et d'injustice	+ 4 = je me réconcilie : sentiment de paix et de plénitude
– 5 = je meurs : il n'y a plus d'issue	+ 5 = je m'épanouis : « l'obstacle me grandit »

Vivez-vous dans certains aspects de votre profession une situation positive ou négative ? Ainsi voyez la qualité de vos rapports avec votre salaire et l'argent, les objectifs de l'entreprise (ou la demande), vos objectifs personnels, votre motivation et les moyens dont vous disposez. Quel est l'avenir de votre travail, ses possibilités d'évolution et sa stabilité ? Comment sont vos relations avec vos supérieurs, avec l'équipe, avec vos collègues ou vos associés ? Où en sont vos aspirations professionnelles de toujours, vos espoirs, votre réussite ?

Avez-vous la reconnaissance de vos proches et de la société par rapport à votre travail ?

Quelle est la qualité de votre vie professionnelle : le lieu, l'ambiance, les trajets, les horaires, les congés ?...

Cette liste n'est pas exhaustive. C'est à vous de la compléter en décelant et en osant reconnaître les avantages et les inconvénients de votre situation.

Deuxième feuille : vos projets et vos rêves

En partant du même principe que pour la vie professionnelle, notez de 0 à + 5 dans la colonne de droite les projets qui vous tiennent à cœur, les objectifs qui vous donnent de l'énergie parce que vous y croyez, parce qu'ils sont concrets et réalisables. Observez vos réussites passées, les défis que vous avez relevés et qui vous ont aidé à vous construire, l'enseignement des expériences vécues qui vous apporte objectivité et discernement...

Notez dans la colonne de gauche vos déceptions, vos désillusions, vos échecs personnels ou professionnels. Votre difficulté à passer à l'action. Explorez votre passé et vos ambitions d'autrefois. Vos rêves pour l'avenir sont-ils réalisables ? Êtes-vous en accord avec vos idéaux ? Vos jugements ne sont-ils pas des préjugés ?...

Attribuez à vos difficultés ou à vos résignations une note de 0 à – 5 en fonction de la pesanteur que vous ressentez...

Troisième feuille : votre famille

Absence ou présence d'un conjoint ? Êtes-vous libre ou dépendant ? Seul ou aimé ? Vos projets et opinions sont-ils partagés ou entretenez-vous les tensions et le conflit ? Avez-vous la sensation d'être à votre place ?

reconnu par votre conjoint ? ou bien vous sentez-vous rejeté dans votre rôle ?

Avec vos parents et beaux-parents les relations sont-elles faciles et l'affection partagée ? ou bien restez-vous dans le non-dit et les conflits ? Avez-vous la sensation d'être aimé ou toujours dans l'attente de quelque chose ?

Observez vos liens entre frères et sœurs, les histoires d'argent dans la famille, les liens affectifs...

Avez-vous construit une famille ? Vos enfants sont-ils une contrainte ou une joie ? Êtes-vous à l'aise dans votre rôle de père ou de mère ? Êtes-vous écouté ? Les relations sont-elles heureuses, conflictuelles ou inexistantes ?

Votre cadre de vie, votre habitation correspondent-ils à vos attentes ? Règne-t-il un « esprit de famille » ? Êtes-vous une famille soudée ou disloquée ?...

Quatrième feuille : votre vie affective

Votre vie affective est-elle remplie ou déserte ? Avez-vous des amours, des amis, des loisirs passionnants, des animaux, des relations chaleureuses autour de vous ? Partagez-vous de la tendresse ou êtes-vous seul ? Vous aimez-vous ou vous dénigrez-vous ? Partagez-vous les fêtes et les anniversaires ? Vous accordez-vous le plaisir, ou restez-vous dans la frustration ? Êtes-vous aidé lorsque vous en avez besoin ou abandonné ? Acceptez-vous de recevoir l'amour ? et de le donner ?...

Cinquième feuille : votre sexualité

Votre sexualité est-elle épanouie, répond-elle à vos

attentes ? Est-elle source de bonheur et de plaisir ? Assumez-vous pleinement vos « différences » ou les cachez-vous (impuissance, manque d'expérience, homosexualité...) ? Préférez-vous la privation ou osez-vous montrer vos désirs ? Partagez-vous sexualité, fantasmes et affection avec votre partenaire ? Arrivez-vous à parler de vos frustrations ou de vos difficultés ?...

Sixième feuille : analyser

Après ce large tour d'horizon, vous devez mieux percevoir dans quels aspects de votre personnalité vous vous êtes épanouis jusqu'à maintenant, quelles sont vos véritables sources de bien-être, mais aussi quelles sont les « zones d'ombre ».

Disposez les cinq feuilles devant vous et décelez où se nichent les entraves à votre bonheur, et quelles sont les difficultés à résoudre en priorité. Observez comment des liens de cause à effets se tissent d'une difficulté à l'autre, d'une feuille à l'autre, comment différents obstacles peuvent avoir des causes communes...

Sur une nouvelle feuille, formulez le plus concrètement possible LE problème majeur qui vous empêche d'être heureux aujourd'hui dans votre vie. S'il ne vous apparaît pas clairement comme une entrave prioritaire à votre bonheur, c'est que, soit tout va bien (!), soit vous n'arrivez pas à le ressentir et à le formuler distinctement. Dans ce cas, laissez passer une journée et relisez vos cinq feuilles, complétez-les éventuellement par des situations vécues et des événements très concrets.

EXPRIMER POUR SE RÉCONCILIER

Nous voilà bien avancé diront certains! «Nous le savions depuis bien longtemps que ça n'allait pas fort, malgré les apparences. Mais c'est comme ça et nous n'y pouvons pas grand-chose! Bien sûr on peut changer, prendre de bonnes résolutions, faire des efforts, se prendre en charge... mais on a tout essayé et rien n'y change.»

Nous n'échappons pas à ce que nous sommes! Faire semblant ne peut être qu'une solution provisoire.

Pour bien vivre, il faut s'aimer, le bon comme le mauvais, et c'est cela se réconcilier avec soi-même: s'accepter tel que l'on est.

Si nous acceptons nos failles et notre faiblesse, nous pouvons alors reconnaître qu'il existe un coupable à nos malheurs, un bouc émissaire à nos difficultés quotidiennes... Cela, bien sûr, fait rejaillir la situation de crise, parfois tant redoutée, mais c'est aussi grâce à elle que nous pouvons dépasser nos difficultés. Le courage et l'humilité sont les grandes qualités nécessaires pour cette étape.

Après la pluie, le beau temps!

Se réconcilier passe paradoxalement mais inévitablement par une phase d'expression émotionnelle. Il ne s'agit pas de se complaire dans des sentiments pervers à l'égard de son prochain mais de verbaliser sa colère et/ou sa tristesse contre celui ou celle qui nous empêche d'exister. Cela permet de vider son sac, de purger le contentieux émotionnel. Toutefois cette phase de «dégazage» doit rester symbolique et il n'est pas question de s'en prendre «pour de vrai» à la personne concernée. L'écriture est un excellent moyen pour y parvenir.

D'après vous, et de la façon la plus spontanée possible, quel est votre ennemi ? Quelle est la personne ou le principe qui est la cause de l'entrave à votre bien-être ? Votre voisin ? Votre patron ? Votre père, votre mère ? Dieu ?...

Notez son nom sous l'entrave principale que vous avez décelée précédemment et écrivez-lui sans réfléchir, pourquoi il ou elle est la cause de vos difficultés. Dites-lui tout. Osez exprimer la souffrance, la colère ou la tristesse qui surgissent spontanément de vous. Ne restez pas sur un non-dit. Si vous en ressentez le besoin, écrivez à nouveau dans les jours et les semaines qui suivent. Puis, lorsque la relation et le contentieux sont apaisés, brûlez ces lettres en signe de pacification.

Peut-être que l'expression laissera apparaître un conflit non encore entrevu à ce jour, un coupable ou bouc émissaire qu'on n'imaginait pas au départ... Laissez votre ressenti s'exprimer librement ! Écrivez autant de lettres qu'il sera nécessaire, jusqu'à vous sentir libéré de ces contentieux qui limitaient votre vie.

Je suis... Je ne suis pas... Je ne sais pas...

Les deux étapes précédentes de bilan et de réconciliation peuvent nous permettre de mieux cerner qui est «je». Distinguer ce que nous sommes réellement de ce que nous croyions être et de ce que nous sommes potentiellement. Bien des problèmes viennent de la méconnaissance de nous-même, à laquelle se substituent nos croyances. «Connais-toi toi-même, et tu connaîtras l'univers et les dieux», disait Socrate. La clé de cette connaissance réside, à notre point de vue, dans le fait de vivre avec authenticité sans pour autant renier les enjeux auxquels le monde nous demande de participer. Car seul ce jeu ou «je» de la vie permet d'explorer le vaste domaine de l'inconnu, de l'incertain...

OSER EXPÉRIMENTER

Expérimenter la vie, c'est tout d'abord y participer avec nos désirs et nos buts. Sans eux la vie ressemble bien souvent à une impasse, à moins qu'on soit dans une phase ponctuelle d'intériorisation, qui permettra de mieux s'impliquer le moment venu.

Avec le but naît l'énergie qui permet de l'atteindre, mais aussi tout le flot des résistances qui nous en sépare. Devant le doute et la mort de l'ancien, les peurs semblent surgir de nulle part : c'est la phase incontournable du deuil... avant de renaître...

Le but et l'énergie

«Il est impossible d'avoir de l'énergie sans but à atteindre, et toute vie est impossible sans énergie[1].»

Avoir un but, quel qu'il soit, est une condition essentielle pour vivre. Les expériences vécues pour l'atteindre sont le ciment de notre relation avec la vie. L'absence d'un but dans sa vie ou la présence de plusieurs buts contradictoires est bien souvent la cause première du mal-être. Aussi, combien d'entre nous sont dans ce cas

1. Frank Hatem, *La règle du je*, éd. Ganymède.

et n'arrivent pas à passer à l'action parce qu'ils sont dans le doute ou ne parviennent pas à faire le « bon choix », parce que leurs buts sont intangibles, irréalistes, vagues ou mal définis, parfois fades ou peu motivants, parfois aussi sans limites et forcément irréalisables ?

Se fixer des objectifs *personnels, réalistes et précis* procure l'énergie qui permet de sortir de l'impasse de la démotivation et d'acquérir peu à peu la confiance en soi. Le but qu'on se fixe doit s'avérer *raisonnable, sans buts concurrents, et il doit être vérifiable à terme* qu'il a été atteint. S'il suscite *enthousiasme et plaisir* et si la décision de l'atteindre est *constante* et *régulière jusqu'à son terme*, alors il aboutira et sera une satisfaction durable et profonde.

Ressorti grandi et mûri par son expérience, pleinement confiant dans la vie, l'individu poursuivra naturellement son chemin vers de nouveaux horizons avec toute l'énergie nécessaire pour les atteindre.

Pour vous aider à déterminer ou confirmer vos objectifs, faites l'exercice suivant :

– Faites un inventaire sans restriction de tout ce que vous avez envie de faire.

– Puis estimez pour chacun de ces objectifs le temps nécessaire pour l'atteindre.

– Pour chacun de ces objectifs, déterminez quatre étapes à franchir dans l'année qui vient.

– Dites pour quelles raisons vous avez choisi ces étapes, pourquoi êtes-vous sûr d'y arriver, pourquoi devez-vous absolument atteindre ces objectifs. En précisant vos intentions, vous vous apercevrez peut-être qu'il y a des choix auxquels vous ne tenez pas vraiment.

– Tenez-vous-en à vos objectifs les plus motivés et

rendez leurs formulations aussi précises et exactes que possible.

– Décrivez pour chacun d'eux ce que vous ressentirez une fois le but atteint. Plus votre ressenti est clair, plus le but est facile à atteindre.

– Vérifiez que ces buts ne dépendent que de vous et qu'ils ne mettent pas en cause l'intégrité des autres.

– Énumérez les ressources dont vous disposez pour atteindre vos objectifs.

– Que devez-vous changer pour y parvenir ?

– Par le passé, qu'est-ce qui vous a empêché de réaliser ce que vous désiriez ? Comment vous y êtes-vous pris pour échouer ?

– Y a-t-il au fond de vous une peur qui vous empêche de réaliser vos désirs ? Exprimez-la et définissez-la afin de mieux la cerner et sachez que s'y confronter est en soi un but essentiel.

« Ce que j'ai à faire finira par se faire, autant que j'accompagne le mouvement au lieu d'y résister. Savoir ce qu'on veut n'est pas une chance. C'est un acte de courage[1]. »

La peur et le deuil

Vivre intensément... Changer ses habitudes... Voler vers de nouveaux horizons pour mieux embrasser la Vie... Bien souvent immergés dans un quotidien qui nous convient plus ou moins, nous préférons continuer à rêver ou à nous lamenter ! Ainsi protégés dans nos « mondes rêvés » ou croyances, nous évitons de nous confronter à la réalité et à une probable souffrance...

1. *Ibid*

Mais lorsqu'on ouvre les yeux et qu'on commence à prendre conscience que notre vie est la conséquence de nos choix personnels, qu'il ne tient peut-être qu'à nous de les accepter ou d'en changer, alors nos repères s'écroulent et la peur est souvent au rendez-vous. Celle-ci reflète notre refus d'accepter la vie et l'intensité de l'attachement à nos croyances.

La mort de ces « mondes rêvés » est rarement vécue sans résistances, toutefois, si le processus de deuil est vécu consciemment (il peut même être vécu par anticipation si on a conscience de la perte à venir), la peur qui le précède et les souffrances qui l'accompagnent sont considérablement atténuées. Dans les faits, ce processus de deuil correspond à une suite de prises de conscience des différents avantages que nous avions à nous aliéner à ces rêves, croyances, illusions et autres « prétextes à ne pas vivre ».

Rire ?

Bien souvent la conséquence de ce deuil, lorsqu'il est réellement fait, est un éclat de rire. Rire généreux de nous-mêmes en réalisant ce à quoi nous avions cru ! Et réjouissons-nous d'avance pour tous les éclats de rire qui nous attendent encore !

BIBLIOGRAPHIE

Association médicale Kousmine, *La méthode Kousmine. Alimentation saine, apport de vitamines et minéraux, hygiène intestinale, implications psychologiques*, éditions Jouvence, 1989.

Aubert Claude, *Les aliments fermentés traditionnels*, éditions Terre vivante, 1985.

Barbier J.-Ph., Henry-Biabaud E., *La constipation. De l'analyse physio-pathologique à la thérapeutique*, éditions des laboratoires Labaz, 1979.

Bariéty M., Coury Ch., *Histoire de la médecine*, éditions des Puf, coll. « Que sais-je ? », 1971.

Benhamou Pr Guy, *Les maladies digestives. Ce qui n'a jamais été dit*, éditions Josette Lyon, coll. « Santé minute », 1993.

Bordeaux-Székély Dr, *L'évangile de la paix*, éditions Vivez Soleil, Genève, 1981.

Borel Georges-Antoine, *Comprendre son appareil digestif. Fonctions, troubles et maladies de la digestion*, Payot, coll. « Médecine », Lausanne, 1994.

Borysenko Joan, *Penser le corps, panser l'esprit*, traduit de l'américain par A. Terrier, InterÉditions, 1988.

Bruneton Jean, *Pharmacognosie, phytochimie, plantes médicinales*, éditions Lavoisier Technique et documentation, 1993.

Collectif, *Le moût et le grain fermenté*, éditions W.O.S. Redaktion und Verlag Gmbh, 1987.

Collin Jacques, *L'eau, le miracle oublié*, éditions Guy Trédaniel, 1993.

Dérot M., Goury-Laffont M., *Les maladies de la nutrition*, éditions des Puf, coll. « Que sais-je ? », 1964.

Dittrich Kathi et Leitznam Claus, *Ces aliments qui nous protègent*, éditions Terre Vivante, 1999.

Dürckheim K. G., *Hara, centre vital de l'homme*, éditions Le Courrier du livre, 1re édition en 1974.

Fanti S., *L'homme en micropsychanalyse*, éditions Buchet/Chastel, p. 287 et suivantes.

Filliozat I., Roubeix H., *Le corps messager*, La Méridienne édition, 1988.

Flore et écosystème intestinal, éditions scientifiques des laboratoires Biocodex, 1984.
Ghalioungui P., *La médecine des pharaons*, éditions Laffont, 1983.
Girre Pr Loïc, *La santé par les plantes*, éditions Ouest France.
Godeberge Ph., *L'appareil digestif et ses maladies*, éditions des Puf, coll. « Que sais-je ? », 1993.
Gourevitch D. (sous la direction de), *Histoire de la médecine. Leçons méthodologiques*, éditions Marketing, coll. « Ellipses », 1995.
Heaton Dr Kenneth H., *Problèmes intestinaux*, éditions Marabout, coll. « Guide de médecine familiale », 1999.
Hippocrate, *De l'art médical*, traduction d'Émile Littré, Le Livre de poche, coll. « Bibliothèque classique », 1994.
Hoizey D. et M.-J., *Histoire de la médecine chinoise des origines à nos jours*, éditions Payot, coll. « Médecine et sociétés », 1988.
Kaplan Marion, Bondil Dr Alain, *Votre alimentation selon l'enseignement du Dr Kousmine, 90 recettes de santé*, éditions Robert Laffont, 1989.
Keller Pascal-Henri, *La médecine psychosomatique en question. Le savoir du malade*, éditions Odile Jacob, coll. « Médecine », 1997.
Kieffer Daniel,
Naturopathie. La santé pour toujours, éditions Jacques Grancher, 1991.
L'homme empoisonné. Cures végétales pour libérer son corps et son esprit, éditions Jacques Grancher, 1993.
Kousmine Dr Catherine,
Sauvez votre corps, éditions Robert Laffont, 1987.
Soyez bien dans votre assiette jusqu'à 80 ans et plus, éditions Tchou, coll. « Le corps à vivre », 1980.
Laperrousaz E.-M., *Les manuscrits de la Mer morte*, éditions des Puf, coll. « Que sais-je ? », 1991 (7e édition).
Magarinos Rey Hélène, *Cuisine santé aux algues marines*, éditions Ch. Corlet, 1997.
Mazars Guy, *La médecine indienne*, éditions des Puf, coll. « Que sais-je ? », 1995.
« La médecine dans l'antiquité », supplément d'*Archéo, l'encyclopédie de l'archéologie*, éditions Atlas, 1986.
Méli Josy, *Un micro-jardin dans votre cuisine*, éditions Méli Jo Sarl.
Meyer M., Triadou P., *Leçons d'histoire de la pensée médicale. Sciences humaines et sociales en médecine*, éditions Odile Jacob, 1996.
Mignot Josiane, *L'hydrothérapie du côlon, votre partenaire santé*, éditions Jouvence, 1997.
Monnier-Shraer Dr Georges, *La santé par l'hygiène intestinale. Prévenir vaut mieux que guérir*, éditions Trois Fontaines, 1992.
Odoul Michel, *Dis-moi où tu as mal, je te dirai pourquoi... Les cris du corps sont les messages de l'âme. Éléments de psycho-énergétique*, éditions Dervy, coll. « Chemins de l'harmonie », 1994, 3e édition.

Pamplona Dr Roger, *Guide des plantes médicinales*, éditions Vie et Santé, 1997.
Perlemuter L., *Dictionnaire pratique de diététique et de nutrition*, éditions Masson.
Poirot Christiane, *Les intestins naturellement. Votre santé dépend aussi de vos intestins*, édité par l'auteur, Épinal, 1997.
Rauch A., *Histoire de la santé*, éditions des Puf, coll. « Que sais-je ? », 1995.
Rérat A., « La physiologie de la digestion », *La Recherche*, n 164, mars 1985.
Rouvière H., Delmas A., *Anatomie humaine*, tome 2 : Le tronc, éditions Masson, 1985.
Shelton H. M., *Le jeûne*, éditions Le Courrier du livre, 1970.
Sumer, *Grandes civilisations du passé*, éditions Time-Life, 1993.
Scholz Dr, *Étude clinique*, Institut de Biothérapie, 37170 Uslar (Allemagne), 1995.
Schneider Dr E., *La santé, ça se mange*, éditions Vie et Santé, 1985.
Tal Schaller Christian, *Hygiène intestinale. Retrouvez la santé avec un côlon dépollué*, éditions Vivez Soleil, 1998.
– *L'alimentation plaisir*, éditions Vivez Soleil, 1997.
Tortora Gerard J., Anagnostakos Nicholas P., *Principes d'anatomie et de physiologie*, traduit par P. Mathieu et F. Galan, éditions CEC (Centre éducatif et culturel) inc., Montréal, 1988.
Tubiana M., *Histoire de la pensée médicale*, éditions Flammarion, coll. « Champs ».
Valnet Dr Jean, *Se soigner par les légumes, les fruits et les céréales*, éditions Maloine SA, 1967.
– *Phytothérapie*, éditions Maloine SA, 1972.
– *Aromathérapie*, éditions Maloine SA, 1964.
Vasey Christopher, *Manuel de détoxication. Santé et vitalité par l'élimination des toxines*, éditions Jouvence, 1990.
– *L'équilibre acido-basique*, éditions Jouvence, 1991.
Weil Andrew, *Le corps médecin*, éditions L'Âme et le Corps, 1997.

TABLE DES MATIÈRES

Table des matières

Impression réalisée sur CAMERON par

BUSSIÈRE CAMEDAN IMPRIMERIES

GROUPE CPI

à Saint-Amand-Montrond (Cher)
pour le compte des Éditions Grancher
en août 2002

N° d'impression : 023564/1.
Dépôt légal : avril 2000.

Imprimé en France